Mitochondrien

Mehr Lebensenergie durch
gesunde Zellkraftwerke

Christian Dittrich-Opitz

Mitochondrien

Mehr Lebensenergie durch gesunde Zellkraftwerke

Rezepte: Stephanie Katharina Mehring

KOMPAKT

HANS-NIETSCH-VERLAG

2. Auflage November 2017

Korrektorat: Petra Westermann
Rezept-Fotos und Zeichnungen: Sara Dalldorf;
Foto Seite 7: Shutterstock
Umschlaggestaltung: Kathrin Steigerwald
Druck: FINIDR, s.r.o., Český Těšín/Tschechien

Hans-Nietsch-Verlag
Schauinslandstr. 136 h
79100 Freiburg

www.nietsch.de
info@nietsch.de

ISBN 978-3-86264-518-3

Inhalt

Mehr Lebensenergie – was heißt das?

Gesundheit bedeutet für die Medizin vor allem, dass sie keine Krankheit diagnostizieren kann. In der heutigen Zeit sind jedoch immer mehr Menschen zwar nicht krank im medizinischen Sinne, fühlen sich aber körperlich oder psychisch unwohl, erschöpft oder gestresst. Solange Ärzte keine Diagnose stellen können, gelten sie als gesund und ihre Symptome werden als „psychosomatisch" abgetan.

Psychische Faktoren spielen natürlich oft eine Rolle, wenn wir uns nicht gut fühlen, aber es gibt eine körperliche Komponente, die Ärzte oft übersehen: Es geht um den Zustand unserer Mitochondrien.

Ohne diese kleinen Kraftwerke in unseren Zellen hätten wir keine Energie, ohne sie wäre unser Leben gar nicht möglich. Solange wir leben, sind unsere Mitochondrien auch aktiv. Doch wie gut sie uns mit Energie versorgen, ist eine andere Frage, denn heute werden unsere Mitochondrien vor größere Herausforderungen gestellt als je zuvor. Die gute Nachricht ist, dass wir sehr effektive Ansatzpunkte haben, wenn wir ihre Gesundheit und Leistungsfähigkeit fördern möchten.

Gesunde Mitochondrien ermöglichen es uns, mit vollem Elan unsere Ziele im Leben zu verfolgen, tief zu entspannen, wenn wir das Bedürfnis danach haben, und Lebendigkeit als eine körperliche Erfahrung auszukosten. Gesunde Mitochondrien lösen nicht unsere Probleme, aber sie versorgen uns mit einer positiven Basisenergie, mit der wir Probleme leichter als Chancen erleben. Ein gesunder Optimismus als Lebensbasis steht uns eher zur Verfügung, wenn die Erzeugung von Lebensenergie in unseren Zellen reibungslos läuft.

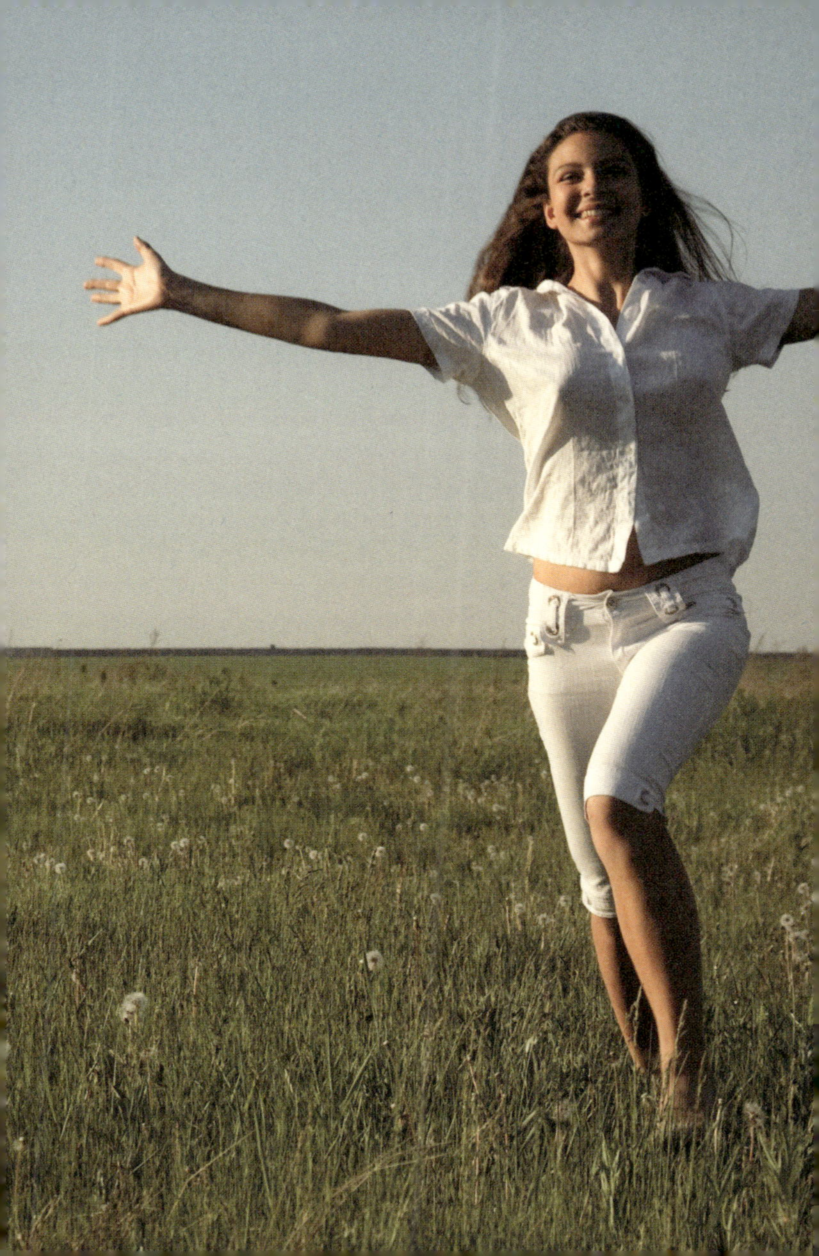

Mitochondrien und Lebensenergie

Mitochondrien sind winzig kleine Organellen oder funktionale Bestandteile unserer Zellen. Sie erzeugen die Energie, die wir für alle Tätigkeiten und unsere Körperwärme benötigen. Abhängig von ihrem Energiebedarf kann eine einzige Körperzelle zwischen 1000 und 7000 dieser Zellkraftwerke beherbergen.

Ursprünglich waren Mitochondrien eigenständige Bakterien, die sich im Laufe der Evolution mit Zellen höherer Lebensformen zusammengetan haben. Sie erhielten dadurch ein geschütztes Lebensumfeld und stellten den Zellen im Austausch Energie für alle Lebensprozesse zur Verfügung.

Trotz dieser Symbiose weisen Mitochondrien Charakteristika eigenständiger Organismen auf, so haben sie ihre eigene DNA und teilen sich alle 4 bis 5 Tage, wie es Bakterien tun.

Wie Nahrung zu Energie wird

Energie wird in unseren Körperzellen erzeugt, indem Nährstoffe in die Mitochondrien eingeschleust und dort abgebaut werden.

Das ist überraschend!

Die teilweise Eigenständigkeit der Mitochondrien ist ein Grund für die enttäuschenden Ergebnisse der Gentechnik in der Medizin. Bereits 2003 wurde das menschliche Genom entschlüsselt und bis heute gibt es keine einzige Gentherapie gegen Krankheiten. Ein Grund dafür ist folgender: Nur etwa 1 Prozent der DNA im menschlichen Körper ist menschliche DNA. Neben unseren Darmbakterien und anderen einzelligen Mitbewohnern in verschiedenen Regionen unseres Körpers tragen vor allem die Mitochondrien zu dieser Dominanz nichtmenschlicher DNA in unserem Körper bei. Sollte es zutreffen, dass Gene Auswirkungen auf unsere Gesundheit haben, dann sind es vor allem die Gene der Organismen, die mit uns in Symbiose leben.

Bei den Nährstoffen handelt es sich um

- Kohlenhydrate;
- lang- und mittelkettige Fettsäuren;
- Ketone, die zuvor aus Fettsäuren gebildet wurden.

Energie aus Kohlenhydraten

Kohlenhydrate benötigt die Zelle in Form von Glukose. Komplexe Kohlenhydrate, wie sie in Getreide, stärkehaltigen Gemüsen oder Hülsenfrüchten vorkommen, werden im Verdauungsprozess in Glukose zerlegt. Auch Fruchtzucker kann nicht direkt zur Energiegewinnung genutzt werden, sondern muss zuvor in eine Substanz namens „Glycerinaldehyd“ umgewandelt werden. Der erste Schritt, aus Glukose Energie zu gewinnen, ist die Glykolyse, bei der Glukose in Pyruvat umgewandelt wird. Er findet noch außerhalb der Mitochondrien statt und setzt bereits eine kleine Menge Energie frei. Nach der Glykolyse kann Pyruvat in die Mitochondrien eingeschleust werden. Dieser Vorgang benötigt jede Menge B-Vitamine.

Zelle

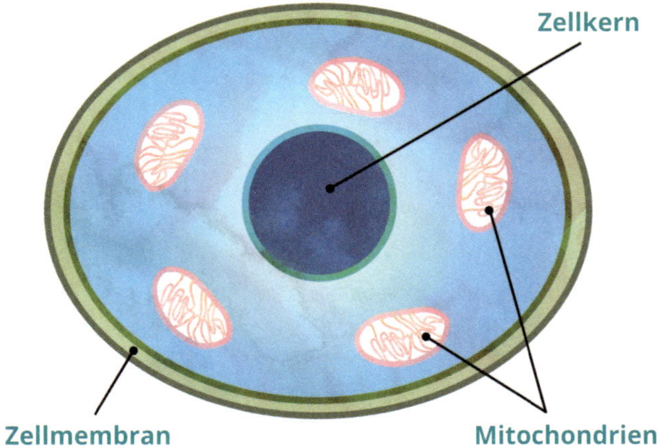

Auch nachdem Pyruvat in die Mitochondrien gelangt ist, werden viele Mikronährstoffe wie Zink, Mangan, Eisen, Kupfer und das Co-Enzym Q10 benötigt, damit die nun folgende Umsetzung von Pyruvat in Energie ablaufen kann.

Dieser Citratzyklus genannte Vorgang erzeugt deutlich mehr Energie als die außerhalb der Mitochondrien stattfindende Glykolyse.

Anaerobe Vergärung von Kohlenhydraten

Hat die Zelle akut einen sehr hohen Energiebedarf, wird mehr Pyruvat durch Glykolyse erzeugt, als in die Mitochondrien eingeschleust werden kann. Das zusätzliche Pyruvat wird zu Milchsäure vergoren und es entsteht der „Pyruvat-Laktat-Komplex".

Die Vergärung von Pyruvat setzt durch Aufbrechen stabiler chemischer Verbindunge eine kleine Menge Energie frei, indem Elektronen aus diesen Verbindungen gespeicherte Energie abgeben und in einen energieärmeren Zustand gehen.

Da diese Form der Energiegewinnung keinen Sauerstoff benötigt, wird sie als anaerob bezeichnet. Mit voller Kraft einen Lauf über 400 Meter zu absolvieren oder Kraftübungen mehr als sechs- bis achtmal zu wiederholen, sind Beispiele für Anforderungen, die zu einem anaeroben Stoffwechsel führen. Geschieht dies gelegentlich und mit ausreichenden Erholungsphasen dazwischen, kann der Körper das entstandene Pyruvat-Laktat komplett neutralisieren.

Problematisch ist allerdings eine zu häufige oder dauerhaft überhöhte Produktion von Pyruvat-Laktat. Ursachen dafür sind unter anderem ein Mangel an Mikronährstoffen, ein

Überangebot an Kohlenhydraten in der Ernährung, Umweltgifte, körperliche Überbelastung, wie sie zum Beispiel im Leistungssport auftritt, und psychischer Stress.

Ein Überschuss an Pyruvat-Laktat ermüdet Körper und Geist. Sportler, die in ein Übertraining geraten und dadurch zu viel Pyruvat-Laktat aufweisen, erleben eine starke Lustlosigkeit. Auch bei der Diagnose Burn-out kann oft ein überhöhter Pyruvat-Laktat-Wert nachgewiesen werden. Neben einem subjektiven Erleben von Lust- und Antriebslosigkeit leidet auch das Immunsystem unter den Pyruvat-Laktat-Überschüssen und die Infektanfälligkeit nimmt zu.

Energie aus langkettigen Fettsäuren

Fettsäuren sind Kohlenstoffketten. Als „langkettig" wird eine Fettsäure mit 13 oder mehr Kohlenstoffatomen bezeichnet. Solche langkettigen Fettsäuren können in die Mitochondrien transportiert und dort zur Energiegewinnung genutzt werden. Dafür ist ein Transportmolekül nötig, das L-Carnitin.

Das einzige Nahrungsmittel, das L-Carnitin in signifikanten Mengen aufweist, ist rotes Fleisch. Da häufiger Fleischverzehr einige gesundheitliche Nachteile hat und viele Menschen sich aus diversen Gründen zur vegetarischen Ernährung hingezogen fühlen, wird L-Carnitin auch als Nahrungsergänzung angeboten.

Wird kein L-Carnitin zugeführt, muss der Körper es selbst herstellen, allerdings sind 40 Gramm eigene Muskelmasse nötig, um 1 Gramm L-Carnitin zu gewinnen, was natürlich dem Erhalt der Muskelmasse abträglich ist. Es gibt aber eine elegante Lösung für dieses Problem, nämlich die vermehrte Zufuhr von mittelkettigen Fettsäuren.

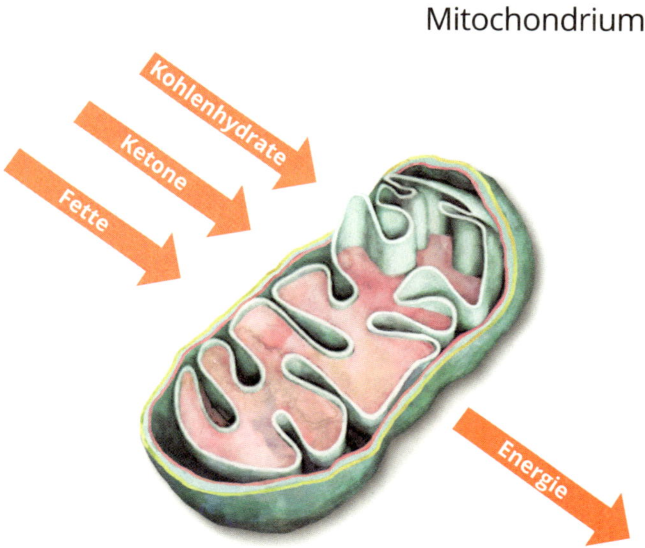

Energie aus mittelkettigen Fettsäuren

Als „mittelkettig“ werden Fettsäuren mit sechs bis zwölf Kohlenstoffatomen bezeichnet. (Gebräuchlich ist heute auch das Kürzel MCFAs, gebildet aus dem englischen Ausdruck *medium chain fatty acids*.) Sie sind die dominierenden Fettsäuren in der menschlichen Muttermilch, in Lebensmitteln kommen sie vor allem in Kokosöl und Butter vor. Besonders bedeutsam für einen gesunden Energiestoffwechsel ist die Laurinsäure. Sie kann in die Mitochondrien transportiert werden, ohne L-Carnitin zu benötigen. Eine Ernährung, die hochwertige Kokosprodukte und Butter, idealerweise von gras- und heufressenden Tieren, enthält, kann so den Energiestoffwechsel ideal unterstützen und die Muskelmasse des Körpers schützen helfen.

Fettsäuren sind die überwiegende Quelle für die Energie, die in den Mitochondrien erzeugt wird. In relativer körperlicher Ruhe wird etwa 70 Prozent unserer Energie durch Fettverbrennung erzeugt. Nur bei hohen körperlichen Anforderungen steigt der Anteil der Kohlenhydratverbrennung deutlich an, weil Kohlenhydrate kurzfristig durch Glykolyse viel Energie bereitstellen können, allerdings zum Preis der Übersäuerung. Fettsäuren können dagegen nachhaltig Energie produzieren, wobei die MCFAs dafür besonders gut geeignet sind. Neben ihrer Fähigkeit, Mitochondrien ohne L-Carnitin zu erreichen, sind MCFAs auch deshalb wertvoll, weil der Körper aus ihnen Ketone produzieren kann.

Energie aus Ketonen

Ketone werden in der Leber aus MCFAs gebildet und können sehr effektiv zur Energiegewinnung genutzt werden. Diesen Energiestoffwechsel nennt man „Ketose“. Eine Ernährung mit reduziertem Kohlenhydratanteil und vermehrter Zufuhr von MCFAs wird als „ketogen“ bezeichnet, weil sie die Ketose erheblich fördert. Auch Fasten führt zur Ketose, wenn nach zwei bis drei Tagen die Kohlenhydratvorräte des Körpers aufgebraucht sind.

Viele meiner Klienten haben sich durch eine Ernährungsumstellung fast vollständig von Migräne befreit. Mit Fasten und konsequenter ketogener Ernährung gibt es auch Heilerfolge bei schweren Formen von Epilepsie.

Gut zu wissen

Gerade für unser Gehirn sind Ketone ideal, da es – im Gegensatz zu Muskeln und anderen Geweben – Fettsäuren nicht als Energiequelle nutzen kann. Sind keine Ketone vorhanden, muss es also seinen Energiebedarf durch Glukose decken. Allerdings haben in der heutigen Zeit sehr viele Menschen einen gestörten Glukosestoffwechsel im Gehirn. Ursachen sind ein Mangel an Mikronährstoffen und Umweltbelastungen. Symptome sind Reizbarkeit, eine kurze Aufmerksamkeitsspanne, häufige Müdigkeit und ein Gefühl der Überforderung. Zu den langfristigen Auswirkungen zählen Migräne und Epilepsie. Eine Ernährung, die vermehrt Ketose erzeugt, kann hier erhebliche Erleichterung verschaffen.

Im Allgemeinen ist es glücklicherweise nicht nötig, kohlenhydratreiche Lebensmittel wie Getreide, Kartoffeln usw. zu vermeiden, um ein Maß an Ketose zu erreichen, das wohltuend ist und unser Gehirn hervorragend unterstützt.

ATP, das Phosphat des Lebens

Ob Kohlenhydrate, Fettsäuren oder Ketone – die kalorischen Bestandteile unserer Nahrung werden in den Mitochondrien dazu verwendet, ATP (Adenosintriphosphat) zu erzeugen. Das Molekül, das mit vollem Name Adenosintriphosphat heißt, ist der Träger unserer Lebensenergie. Seit Karl Lohmann 1929 das ATP entdeckte, sind sich die Wissenschaftler einig darüber, welche Rolle es spielt.

ATP zerfällt in ADP (Adenosindiphosphat) und eine Phosphatgruppe. Bei diesem Zerfall wird Energie freigesetzt. Dann muss ADP wieder zu ATP zusammengesetzt werden, dafür stellen die Mitochondrien Energie zur Verfügung, die sie aus Kohlenhydraten bzw. Pyruvat, Fettsäuren oder Ketonen gewinnen.

Welcher Art die Energie ist, die beim Aufbau von ATP genutzt wird und welche Art von Energie beim ATP-Zerfall frei wird, das ist keineswegs so gut geklärt, wie es vielleicht noch im Biologie-Unterricht in der Schule den Anschein hatte. Diesem Thema wollen wir uns nun etwas ausführlicher widmen, weil es ein besseres Verständnis dafür ermöglicht, wie wir unsere Mitochondrien in ihrer so wichtigen Funktion unterstützen können.

Warum Lebensenergie nicht nur Chemie sein kann

Die Umwandlung der Nahrungsenergie in unsere Lebensenergie in den Mitochondrien ist ein faszinierendes Forschungsgebiet, in dem es noch viele offene Fragen gibt. Dabei existieren zwei verschiedene Sichtweisen zum Thema „Lebensenergie":

1. die rein chemisch-analytische Sichtweise, die das Leben auf chemische Prozesse reduziert, und
2. die ganzheitliche Sichtweise, in der sowohl chemische wie auch physikalische, feinstoffliche und psychisch-geistige Aspekte der Lebensenergie betrachtet werden.

Die chemisch-analytische Sichtweise

Mit der wissenschaftlichen Revolution im Zuge der Aufklärung entstand die Idee, Leben sei ein ausschließlich durch die Chemie zu verstehender Prozess. Bereits 1786 formulierte der Chemiker Antoine Lavoisier die These, dass alle für Gesundheit und Krankheit wichtigen Prozesse chemischer Natur seien. Selbst der Begriff „Lebensenergie" an sich wurde Mitte des 19. Jahrhunderts als unwissenschaftlich deklariert und aus der medizinischen Forschung verbannt.

Die ausschließlich chemisch-analytische Sichtweise beinhaltet folgende Punkte:

- Materie wird als eigenständiges Phänomen verstanden und entsprechend untersucht. Die stoffliche Ebene des Lebens gilt als die Basis für alle Lebensprozesse, inklusive Bewusstsein.
- Ausgehend von Isaac Newtons Vorstellung, die Welt lasse sich durch die Wissenschaft vollständig objektiv erforschen, glauben die Vertreter der chemisch-analytischen Sichtweise, dass sie durch immer detailliertere Erkenntnisse über die chemischen Bausteine des Lebens das Leben irgendwann vollständig verstehen können. Ein Beispiel hierfür waren die großen Hoffnungen, durch die Entschlüsselung des menschlichen Genoms ein vollständiges Verständnis zu gewinnen, wie Krankheiten entstehen.
- Der Natur wird in gewisser Hinsicht Fehlerhaftigkeit unterstellt. Ein wesentliches Ziel, das Vertreter der chemisch-analytischen Sichtweise verfolgen, ist die Verbesserung der Natur durch menschliche Eingriffe. Justus von Liebig

glaubte, sein Kunstdünger würde dem Boden das geben, „was die Natur vergessen hat". Medizinische Forscher glauben oft, ihre Arbeit könnte den Menschen eines Tages krankheitsfrei machen.

- Sowohl für den Einfluss der Psyche auf den Körper wie auch für die Existenz von Bewusstsein hat das chemisch-analytische Weltbild kaum Erklärungen zu bieten. Die auf diesem Weltbild beruhende Erforschung der Augen kann sehr gut erklären, wie Sehen abläuft, aber nicht, warum Sehen bewusst erlebt wird.
- Mitochondrien werden als reine Umwandler chemischer Energie in eine andere Form chemischer Energie angesehen.

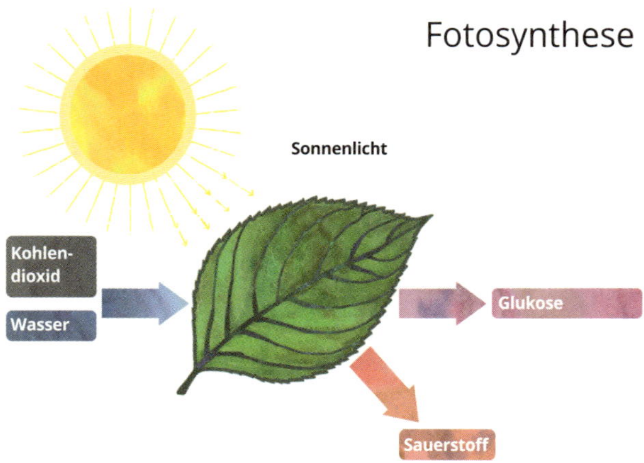

Die ganzheitliche Sichtweise

Die Erfolge der chemisch-analytischen Vorgehensweise bei der Erforschung des Lebens sind unbestritten. Doch gleichzeitig stößt sie auch immer wieder an Grenzen. Menschliches Leben ist auch Chemie, aber eben nicht ausschließlich. Die ganzheitliche Sichtweise sieht die komplexen chemischen Abläufe im menschlichen Körper als einen von mehreren Lebensbausteinen, die allesamt verstanden werden müssen, um eine nachhaltig gute Gesundheit zu ermöglichen:

- Materie wird als ein dynamisches Geschehen betrachtet, das permanent von nichtmateriellen Faktoren beeinflusst wird. Dazu gehören Bewusstsein, Gedanken und Gefühle ebenso wie elektromagnetische und andere physikalische Energieformen.
- Ein absolutes oder vollständiges Verständnis des Lebens wird nicht für möglich gehalten. Ausgehend von den Erkenntnissen der Quantenphysik, dass der Beobachter immer das beeinflusst, was er beobachtet, gibt es im ganzheitlichen Weltbild eine Wertschätzung für das Mysterium des Lebens und ein Anerkennen der Grenzen des objektiven Wissens.
- Da menschliches Wissen immer begrenzt bleibt, wird die Aufgabe des Menschen eher darin gesehen, sich mit den Wirkprinzipien der Natur in Einklang zu bringen, als die Natur durch Eingriffe zu verbessern.
- Bewusstsein wird als eine irreduzierbare eigene Größe angesehen, die nicht durch materielle Prozesse im Gehirn entsteht.

- Gedanken und Gefühle als nichtmaterielle Energien wird eine erhebliche Wirkung auf den Körper beigemessen, weil nichtmaterielle Energieformen die körperlichen Prozesse durchdringen und beeinflussen.
- Mitochondrien werden als Umwandler von physikalischer Energie angesehen, die durch Fotosynthese in die Nahrungskette gelangt. Diese Energie hat mehrere Komponenten.

Ein erweitertes Verständnis der Lebensenergie

Nach meinen Recherchen gab es in den Lehrbüchern der Biochemie in Deutschland und den USA bis Ende der 1990er-Jahre zumeist die Darstellung, dass der ATP-Zerfall Wärmeenergie freisetzt und dies die einzige aus dem Stoffwechsel der Mitochondrien hervorgehende Lebensenergie des Menschen ist. Doch es gab eine bemerkenswerte Ausnahme: das bereits 1975 erschienene Lehrbuch des amerikanischen Biochemikers Lubert Stryer. Nach Stryers Darstellung werden die Elektronen aus Pyruvat, Fettsäuren oder Ketonen in den Mitochondrien stark beschleunigt. Dadurch wird ein starkes elektromagnetisches Feld erzeugt, das Biophotone abgibt und die Zelle direkt energetisiert. Gleichzeitig energetisiert diese Biophotonenstrahlung auch das ATP, das in den Mitochondrien neu gebildet wird.

Somit wäre die elektromagnetische Energie, die sowohl direkt aus den Mitochondrien emittiert wie auch beim ATP-Zerfall frei wird, die wesentliche Lebensenergie des Menschen, die aus Nahrung gewonnen wird. Da elektromagnetische Energie direkt in Nervenimpulse umgesetzt werden kann, ist mit diesem Modell erklärbar, wie Bewegungsenergie, geistige Energie des Denkens oder der Sinneswahrnehmung entstehen.

Mir ist nicht bekannt, wie gut Lubert Stryer die Biophotonenforschung des deutschen Physikers Professor Fritz-Albert Popp kannte, die dieser seit 1970 betrieben hatte. Jedenfalls sind in Stryers Erklärungsmodell die Biophotonen und die freien Elektronen als ganz wesentliche Elemente der menschlichen Lebensenergie bereits zu einer Synthese vereint.

Biophotonen und freie Elektronen sind Lebensenergie

In den traditionellen Systemen der Gesundheitspflege, wie Ayurveda oder Traditionelle Chinesische Medizin (TCM), wird Lebensenergie oft in einer poetischen und blumigen Sprache beschrieben. Sie entspricht den kulturellen Gegebenheiten, die in der Entstehungszeit dieser Systeme vorherrschten. Doch es ist ebenso möglich, in der Sprache der modernen Naturwissenschaft zu erklären, was Lebensenergie ist. Biophotonen und freie Elektronen sind Begriffe, die dabei eine besonders wichtige Rolle spielen.

Biophotonen

Dabei handelt es sich um Lichtteilchen, die Lebensprozesse steuern. Die Bedeutung einer schwachen Photonenstrahlung für lebende Zellen wurde erstmals 1923 durch Alexander

Gut zu wissen

- Pi-Elektronen entstehen in großer Menge bei der Zeugung, wenn Samen- und Eizelle ein besonderes elektrisches Feld erzeugen.
- Pi-Elektronen werden von vulkanischem Material in großer Menge freigesetzt. Vulkanische Erde bringt besonders gesunde und wohlschmeckende Früchte und Gemüse hervor.
- Schmerzen und Entzündungen gehen immer mit einem lokalen Mangel an pi-Elektronen einher.
- Im Wald zu spazieren, barfuß auf der Erde zu laufen, Luft nach intensivem Regen oder Gewitter zu atmen, lädt uns mit pi-Elektronen auf.
- Akupunktur und andere effektive Heilverfahren erhöhen den pi-Elektronenfluss im Körper.

Gurwitsch an der Universität von Simferopol in Russland entdeckt. Gurwitsch konnte später nachweisen, dass Störungen in dieser Photonenstrahlung ein Erkennungsmerkmal von Krebszellen sind. Seine Entdeckungen wurden nicht so bekannt, wie sie es verdient hätten, einerseits wohl aufgrund der Wirren des Zweiten Weltkriegs, zum anderen, weil er später beim stalinistischen Regime in Ungnade fiel.

Ab 1971 erforschte Professor Fritz-Albert Popp das Phänomen der Photonenstrahlung und prägte auch den Begriff „Biophotonen". Professor Popp konnte in umfangreichen Untersuchungen nachweisen, dass Krebszellen an Charakteristika ihrer Biophotonenstrahlung eindeutig zu erkennen sind und dass Lebensmittel aus Bio-Anbau eine deutlich kohärentere Biophotonenstrahlung aufweisen als Produkte aus konventionellem Anbau. Professor Popps Pionierarbeit zeigt auf,

Ein neues Modell

Der Energiestoffwechsel in den Mitochondrien, der unsere Energie für alle Aktivitäten erzeugt, ist im Wesentlichen ein ausgefeilter Transport freier Elektronen.

Freie Elektronen oder pi-Elektronen sind Träger elektrischer Energie und somit der Lebensenergie an sich, die in traditionellen Medizinsystemen wie Akupunktur, Traditioneller Chinesischer Medizin oder Ayurveda mit Begriffen wie Qi oder Prana bezeichnet wird.

In den Mitochondrien existieren für zelluläre Größenverhältnisse geradezu gigantische Makromoleküle, die eine Beschleunigung freier Elektronen ermöglichen. Wenn Pyruvat, Fettsäuren oder Ketone in ihre elementaren Bestandteile zerfallen, sodass schließlich nur noch Wasser und Kohlendioxid übrig sind, werden Elektronen freigesetzt und massiv beschleunigt. Sie erzeugen ein starkes elektromagnetisches Feld, das den biochemischen Träger der Lebensenergie, das ATP, energetisch auflädt.

dass es Biophotonen sind, die unseren unglaublich komplexen Zellstoffwechsel organisieren.

Freie Elektronen

Dabei handelt es sich um Elektronen, die nicht zu einem spezifischen Atom gehören, sondern frei über große Molekülverbände wandern. Sie werden auch als pi-Elektronen bezeichnet. Bereits 1935 veröffentlichten die Wiener Wissenschaftler Kaunitz, Eppinger und Popper eine Studie, die aufzeigte, wie wichtig freie Elektronen aus natürlicher Nahrung für die Gesundheit des Menschen sind.

In den 1950er-Jahren begann Dr. Johanna Budwig mit der gezielten Erforschung der pi-Elektronen in Fettsäuren und untersuchte ihre Fähigkeiten, Infrarot-Licht zu resorbieren und zu emittieren. Infrarot ist ein für die Gesundheit besonders wichtiger Frequenzbereich der Biophotonen.

Dr. Budwig konnte aufzeigen, dass pi-Elektronen in erheblichem Ausmaß bei der Zeugung des Menschen entstehen, wenn Samenzelle und Eizelle ihre biophysikalischen Eigenschaften zusammenbringen. Sie entwickelte schließlich das erste technische Verfahren zur Energetisierung von Lebensmitteln. Dabei nutzte sie einen Rubin-Laser, um den Biophotonen-Gehalt in Pflanzenölen gezielt zu erhöhen. 1979 wurde sie von sieben verschiedenen Wissenschaftlern für den Nobelpreis vorgeschlagen. Seit ihrem Tod steht ihr Energetisierungsverfahren nicht mehr zur Verfügung, aber die Pionierleistung von Dr. Budwig inspirierte viele Forscher dazu, mehr über die Rolle der Biophotonen und pi-Elektronen für die menschliche Gesundheit herauszufinden.

Mitochondrien sind Generatoren für Biophotonen

In dem von Lubert Stryer entwickelten Modell der Energieerzeugung in den Mitochondrien finden die Erkenntnisse von Gurwitsch, Popp, Budwig und weiteren Forschern zusammen: Freie Elektronen aus der Nahrung werden beschleunigt und erzeugen damit ein Biophotonen-Feld im Infrarotbereich. Dieses energetisiert die Zelle direkt wie auch die ATP-Moleküle. Bei deren Zerfall wird dann neben der Wärmeenergie auch elektromagnetische Energie frei.

Auf dieser Grundlage wollen wir nun untersuchen, welche Faktoren dazu führen, dass die Mitochondrien in ihrer Funktion beeinträchtigt werden, und was wir dazu beitragen können, dass sie ihre Aufgabe optimal erfüllen.

Was Mitochondrien krank macht

Die Faktoren der modernen Lebensweise, die für die Gesundheit unserer Mitochondrien problematisch sind, lassen sich in fünf Gruppen unterteilen:

1. schlechte Ernährung;
2. Umweltgifte;
3. Elektrosmog;
4. Bewegungsmangel und falsche Bewegung;
5. mentale Reizüberflutung und psychischer Stress.

Schlechte Ernährung

In den Jahren 1920 bis 1930 bereiste der amerikanische Zahnarzt Dr. Weston Price die Welt. Er war unterwegs, um wirklich gesunde Völker kennenzulernen – Menschen, die praktisch keine chronischen, degenerativen Erkrankungen kannten, wie Diabetes, Herz-Kreislauf-Krankheiten, Arthritis, Epilepsie, Demenz. Manche wiesen eine höhere Lebenserwartung auf, als wir sie heute in westlichen Gesellschaften vorfinden, während Bewohner sehr kalter Klimazonen eine kürzere Lebensspanne hatten, aber ebenfalls bis an ihr Lebensende sehr gesund blieben.

Dr. Price stellte fest, dass die gesündesten Menschen nicht darin übereinstimmten, dass sie einen geringen oder hohen Anteil an tierischen Produkten in der Nahrung hatten, Getreide aßen oder verschmähten, eine hohe oder geringe Kalorienzufuhr bevorzugten. Aber sie alle einte ein entscheidender Punkt: Sie nahmen ausschließlich natürlich erzeugte und wenig verarbeitete Lebensmittel zu sich. Sobald diese Menschen begannen, Industrieprodukte zu essen, wurden sie anfällig für Krankheiten, fielen Infektionen wie Tuberkulose zum Opfer, die sie vorher immer gut überstanden hatten. Ihre Zähne verfielen. Ihre Kinder hatten schmalere Schädelformen und Kieferbögen, aus denen sich Probleme wie schiefe Zähne und Überbiss ergaben.

Unser Körper ist biologisch an Lebensmittel angepasst, wie es sie seit Jahrtausenden gibt. Es sind Pflanzen, die in gesunder Erde wachsen und von reiner Luft und sauberem Wasser leben, und Tiere, die solche Pflanzen fressen und ein freies artgerechtes Leben führen. Heute beschert uns die moderne Landwirtschaft solch fragwürdige Produkte wie kernlose Trauben oder kernlose Zitrusfrüchte. Dabei sind Früchte von Natur aus dazu da, das Saatgut ihrer Mutterpflanze zu verbreiten. Würden wir in den Prozess der menschlichen Fortpflanzung so eingreifen, dass Mädchen ohne Eierstöcke und Jungen ohne Hoden zur Welt kämen, wäre uns schnell klar, dass etwas grundlegend falsch läuft. Vergleichbare Manipulationen an den Pflanzen, die wir essen, bleiben nicht ohne Folgen – auch nicht für unsere Gesundheit.

Massentierhaltung ist nicht nur eine unverantwortliche Quälerei sensibler Lebewesen, sie führt auch zu tierischen Lebensmitteln, die qualitativ nicht annähernd an die Produkte aus kleinbäuerlichen Betrieben mit artgerechter Tierhaltung heranreichen.

Aber auch die Weiterverarbeitung von Lebensmitteln ist eine Hauptursache für die schlechte Ernährungssituation in modernen Gesellschaften. In Deutschland werden rund 80 Prozent der Nahrungsmittel industriell hergestellt. Die Franzosen, einst Begründer einer anspruchsvollen Gourmet-Küche, liegen in dieser Statistik mit den Belgiern gleichauf an der Spitze, sie geben 90 Prozent ihres Essensbudgets für Industrieprodukte aus. In der Regel weisen diese einen sehr hohen Nährstoffgehalt und gleichzeitig nur wenige Mikronährstoffe auf. Manche Nährstoffe können durch industrielle Verarbeitung regelrecht zu Schadstoffen werden. Beispielsweise sind die durch Härtung ungesättigter Fettsäuren entstehenden Trans-Fettsäuren so gesundheitsschädlich, dass inzwischen dänische und US-amerikanische Behörden ihre Verwendung in der Nahrungsmittelindustrie verboten haben.

Raffinierter Zucker wurde bereits in den 1980er-Jahren von Dr. Bruker als Schadstoff bezeichnet. Als ihn die Zuckerindustrie deshalb verklagte, konnte er vor Gericht seine Argumentation schlüssig belegen und gewann den Prozess.

Mitochondrien sind die Basis uneingeschränkter Lebendigkeit. Damit sie gesund bleiben, können wir nicht länger minderwertige Nahrung als Normalität akzeptieren. Manchmal hört man den Einwand, dass alternative Ernährungsweisen zu „extrem“ seien. Extrem sind Fritten mit Trans-Fettsäuren,

Fertigprodukte mit allen möglichen chemischen Zusätzen, McDonald's-Produkte, die – wie der Film *Super Size Me* zeigt – in 30 Tagen die Gesundheit ruinieren können. Extrem sind Anbaumethoden, in denen Unkrautvernichtungsmittel eingesetzt werden, die auf der Basis chemischer Kampfstoffe entwickelt wurden. Extrem ist eine Nahrungsmittelindustrie, die eine Substanz wie raffinierten Zucker in großem Stil einsetzt, obwohl sie laut Gerichtsurteil als „Schadstoff" bezeichnet werden kann. Eine Umkehr in unserer Einstellung zur Nahrung ist unumgänglich, wenn wir in der heutigen Zeit wirklich gesund und lebendig sein wollen. Selbstverständlich sollten Lebensmittel sein, die auf gesunde, natürliche Weise wachsen und schonend verarbeitet werden.

Umweltgifte

Potenziell giftige Substanzen sind heute so omnipräsent, dass es nicht leicht ist, zu diesem Thema auch nur einen groben Überblick zu bekommen. Dabei gilt das Augenmerk vieler Menschen den massiven Giftbelastungen, wie Quecksilber aus Amalgam oder giftigen Lösungsmitteln in Farben und Klebstoffen. Doch die vielen kleinen Mengen an synthetischen Substanzen, die an sich nicht besonders problematisch sind, aber in der Summe zu einer Gefahr werden können, werden oft ignoriert. Weichmacher aus Plastik führen nicht sofort zu schweren Gesundheitsschäden, können aber über Jahre hinweg nachteilig wirken. Wer bei radioaktiver Umweltverschmutzung vor allem an Atomkraftwerke und Atommülldeponien denkt, weiß vermutlich nicht, dass die deutsche

Agrarindustrie pro Jahr 120 bis 150 Tonnen Uran in die Umwelt einschleust – Ursache ist Phosphor, der aus Vorkommen stammt, die mit Uran verunreinigt sind. Die Mengen sind gering, doch langfristig nicht unbedenklich.

Viele Giftstoffe blockieren die Zufuhr von Nährstoffen in die Mitochondrien oder wirken sich nachteilig auf den Ablauf des Citratzyklus in den Mitochondrien aus. Diese Schieflage führt dazu, dass in unserem Stoffwechsel weitere Gifte entstehen.

Eine Entgiftung des Körpers und Optimierung des Mitochondrienstoffwechsels erleben viele Menschen als eine große Erleichterung, weil die im eigenen Körper erzeugten Gifte Gehirn und Nervensystem massiv belasten. Fällt diese Belastung weg, entsteht eine beglückende Lebendigkeit und starke Motivation, die gesundheitlich hilfreichen Veränderungen im Lebensstil auch beizubehalten.

Elektrosmog

Unsere Körper sind bioelektrische Organismen. Medizinische Diagnoseverfahren wie EKG und EEG können wichtige Informationen durch elektromagnetische Pulsationen ermitteln. Jede Zelle ist im Grunde eine Bio-Batterie, die durch elektrische Ladungen und Entladungen ihre Funktionen steuert. Ein wichtiger Parameter für zelluläre Gesundheit ist die elektrische Spannung der Zellmembran. Je höher diese Spannung ist, umso besser kann eine Zellmembran verhindern, dass unerwünschte Substanzen oder Viren in die Zelle eindringen. Sinkt die Zellmembranspannung, wird die Zelle viel anfälliger für ungünstige Einflüsse aller Art.

In unserer Bio-Elektrik gibt es allerdings keinen Wechselstrom. Wechselstrom erzeugt Strahlungsfelder, die ein natürliches System wie unseren Körper irritieren können. Starke gepulste elektromagnetische Strahlung, wie sie durch WLAN oder Handy erzeugt wird, kann das bioelektrische Feld des Körpers stören, denn unser elektromagnetisches Körperfeld ist an das natürliche elektromagnetische Hintergrundrauschen auf der Erde angepasst. Auch wenn die Frequenzvertei-

Wie Sie Belastungen mit Umweltgiften reduzieren können:

- Kaufen Sie so konsequent wie möglich Lebensmittel aus biologischem Anbau.
- Nutzen Sie einen Karbon- oder Umkehrosmose-Filter für das Leitungswasser, das Sie zum Trinken und Kochen verwenden.
- Vermeiden Sie jodiertes Speisesalz. Das zur Jodierung benutzte Kaliumjodat wird aus alten Röntgengeräten recycelt und ist giftig für den Körper.
- Verwenden Sie fluorfreie Zahnpasta. Die üblichen Fluoridbeigaben sind toxische Abfallprodukte der chemischen Industrie haben keine positiven Wirkungen auf die Zahngesundheit.
- Trinken Sie keine Getränke aus Plastikflaschen.

lung in diesem Hintergrundrauschen nicht starr ist, fallen die Veränderungen niemals so drastisch aus, wie es durch die flächendeckende Einführung von WLAN- und Handy-Frequenzen geschah.

Bewegungsmangel und falsche Bewegung

Bewegungsmangel gilt als Risikofaktor für chronische Krankheiten. Doch die Empfehlung, Sport zu treiben, ist zu pauschal. Sie wird den vielfältigen gesundheitlichen Aspekten der menschlichen Bewegung nicht gerecht. Sowohl Bewegungsmangel wie auch mögliche Probleme durch falsche Bewegungen im Sport müssen beachtet werden.

Generell ist für die Mitochondrien Bewegung schon deshalb wichtig, weil dadurch ihre Vermehrung stimuliert wird. Mehr Mitochondrien besitzen natürlich ein größeres Potenzial, Energie zu produzieren. Außerdem: Je mehr Mitochondrien an der Energieerzeugung beteiligt sind, desto weniger geraten sie in Gefahr, überlastet und geschädigt zu werden.

Sitzen ist das neue Rauchen

Diese Zwischenüberschrift ist zugegebenermaßen geklaut und zwar von Dr. James Levine von der renommierten amerikanischen *Mayo Clinic*. Dr. Levine weist darauf hin, dass Sitzen auf Stühlen ein neues Phänomen in der menschlichen Evolution darstellt. Langes Sitzen und gleichzeitige mentale Konzentration führt bereits nach 30 Minuten oder weniger zu einer geringeren Produktion an Neurotransmittern, also den Botenstoffen, die wir dringend brauchen, um mental gut arbeiten zu können. In meinen Seminaren zum Thema Lernen erleben Teilnehmer immer wieder, wie sie ihre geistige Wachheit fördern, wenn sie alle 25 bis 30 Minuten kleine Bewegungspausen machen.

Acht Stunden fast nur zu sitzen und dann Ausgleichssport zu machen ist nicht der Schlüssel für einen gesunden Umgang mit dem Körper. Unsere Mitochondrien stehen in enger Wechselwirkung mit Hormonen und Neurotransmittern und werden in ihrer Funktion durch zu langes Sitzen nachteilig be-

Zwei mögliche Lösungen für das übermäßige Sitzen am Arbeitsplatz bieten sich an:

1. Alle 25 bis 30 Minuten Bewegungspausen von 1 bis 2 Minuten einlegen.
2. Einen Teil der Arbeit nicht mehr sitzend, sondern im Stehen verrichten. Hilfreich sind die immer beliebter werdenden Stehpulte oder höhenverstellbaren Schreibtischaufsätze. Auch Hamsterräder, die ein langsames Gehen am Arbeitsplatz erlauben, kommen mit sehr guten Resultaten in Firmen zum Einsatz. Historische Vorbilder für das Arbeiten im Stehen oder Gehen gibt es reichlich. Goethe schrieb grundsätzlich an einem Stehpult und die Philosophen des antiken Griechenlands lehrten gern beim gemächlichen Schlendern.

einflusst. Sitzen reduziert die körperliche Fähigkeit, adäquat Hormone und Neurotransmitter zu produzieren und Mitochondrien werden dadurch in unnatürliche Stoffwechsellagen gezwungen.

Bewegung als Spiegel der Gesellschaft

Natürlich ist das generelle Interesse an Fitness eine gute Sache. Es gibt aber einen wesentlichen Faktor, der sich nachteilig auswirken kann: Ehrgeiz. Wer im Fitnessstudio nach einem Körperideal strebt, das vielleicht gar nicht den eigenen Veranlagungen entspricht, wird wenig auf das eigene Körpergefühl hören und möglicherweise gesundheitlich nachteilige Übungen ausführen. Wer beim Laufen zu sehr darauf bedacht ist, Tempo und Distanz zu steigern, kann leicht ins Übertraining geraten. In Übungssystemen wie Yoga kann eine mangelnde Sensibilität für die eigenen Grenzen zu Verletzungen führen. Übertraining oder Verletzungen erschöpfen die Mitochondrien, anstatt sie zur Vermehrung anzuregen, wie es gesunde Bewegung tut. Eine Rückkehr zu einem authentischen Körpergefühl, das uns frei macht von dem Druck, einem bestimmten Ideal zu entsprechen, ist auch für die Durchführung von Körperübungen ausgesprochen wichtig.

Innere Kraft

Besonders gut geeignet sind aus meiner Sicht Formen des Körpertrainings, die den Menschen in seinem Erleben von der äußeren zur inneren Kraft führen. Äußere Kraft ist die Fähigkeit, Widerstand zu überwinden. Innere Kraft ist die Fähigkeit, die eigene Kraft so einzusetzen, dass wenig oder kein Widerstand überwunden werden muss. Mit Übungssystemen, die diese Art von Kraft kultivieren, kann der Körper bis ins hohe Alter leistungsfähig und anmutig bleiben und von tiefer Entspannung und gleichzeitiger dynamischer Lebendigkeit getragen sein.

Mentale Reizüberflutung und psychischer Stress

Im digitalen Zeitalter nimmt der Mensch in zwei Monaten so viele Informationen auf wie im 18. Jahrhundert in einem ganzen Leben. Die Sonntagausgabe einer Tageszeitung kann die gleiche Menge an Informationen enthalten, die ein Mensch im 18. Jahrhundert in einem Jahr bekommen hat. Informationsverarbeitung ist eine intensive neurologische Tätigkeit und verlangt Energie, die von unseren Mitochondrien erzeugt werden muss. Auf das Ausmaß an Informationen, das uns heute Smartphone, PC und Tablet liefern, sind unsere Sinne und unser mentales Verarbeitungssystem evolutionär nicht eingerichtet.

Psychischer Stress hat natürlich viele Ursachen: Unverarbeitete Erlebnisse und Prägungen aus der Kindheit und Jugend, Leistungsanforderungen und die Unsicherheit, ob man ihnen gerecht werden kann, Beziehungsprobleme und vieles mehr. Dennoch ist die Frage berechtigt, warum wir heutzutage eine derartige Zunahme an psychischen Erkrankungen haben. Meine Großeltern erlebten als Kleinkinder den Ersten Weltkrieg, später die Weltwirtschaftskrise, den Zweiten Weltkrieg und dann die Angst vor einem möglichen

Dritten Weltkrieg. Wenn heutzutage immer mehr Menschen an Burn-out leiden, weil sie den Druck am Arbeitsplatz nicht aushalten, kann der Eindruck entstehen, dass wir schwierige Situationen weniger gut ertragen als frühere Generationen. Hierfür gibt es zwei Erklärungen, die immer wieder angeführt werden:

Diagnosen psychischer Erkrankungen scheinen inflationär zuzunehmen. Kritiker weisen darauf hin, dass eine Phase von Traurigkeit nicht gleich eine Depression sein und hinter einer Schüchternheit nicht gleich eine soziale Angststörung stecken muss. Ich stimme dieser Kritik teilweise zu, denn vor allem die Pharmaindustrie hat ein starkes Interesse daran, psychische Schwankungen, die zum menschlichen Leben einfach dazugehören, zu pathologisieren. So lassen sich Menschen zu Patienten machen und Absatzmärkte für Produkte schaffen. Eine sehr gute Darstellung dieser Thematik findet sich bei Felix Hasler „Neuromythologie".

Es gibt heute eine erhöhte Sensibilität für psychische Probleme, die sicher begrüßenswert ist. Früher erwartete man von Menschen mit traumatischen Erfahrungen, dass sie irgendwie damit zurechtkamen. Soldaten, die im Ersten Weltkrieg einem wochenlangen Dauerbeschuss ausgesetzt waren und mit unkontrollierbaren Schüttellähmungen reagierten, warf man vor, Simulanten zu sein und sich vor dem weiteren Fronteinsatz drücken zu wollen. Mit einer solchen Einstellung zu tatsächlichen schweren psychischen Belastungen ging auch immer eine generelle emotionale Härte einher. Heute sind wir eher bereit, tiefere Bewegungen und damit auch Konflikte der Psyche als Realitäten anzuerkennen, die nicht der willentlichen Kontrolle des Menschen unterliegen und Beachtung verdienen.

Bei aller gebührenden Würdigung der beiden zuvor genannten Punkte ist meiner Ansicht nach mentale Reizüberflutung ein entscheidender Grund für die immer fragiler werdende Psyche des Menschen. SMS, E-Mails oder Botschaften in sozialen Netzwerken, die unzähligen Werbebotschaften, die Geschwindigkeit, mit der heutzutage Trends in verschiedenen Lebensbereichen entstehen und wieder vergehen, all dies wirkt auf ein neurologisches Verarbeitungssystem ein, das an eine sehr viel geringere Informationsdichte angepasst ist.

Wenn ich erschöpfte und kranke Menschen berate, kann ich immer wieder sehen, dass sie oft eine große Bereitschaft haben, die Ernährung umzustellen, Bewegungsübungen zu machen oder Naturheilverfahren anzuwenden. Entscheidend dafür, ob sie von solchen Maßnahmen im vollen Umfang profitieren, ist aber immer häufiger die Frage, ob sie auch bereit sind, die mentale Reizüberflutung zu reduzieren. Zeiten ohne Smartphone und Surfen im Internet und generell Phasen des Nichtstuns sind essenziell für die Rückkehr zu mehr Vitalität und Lebendigkeit.

Fehldiagnosen bei Mitochondrien-Störungen

Die Standarduntersuchungen der modernen Medizin zielen auf Indikatoren von Krankheiten ab, die seit Jahrzehnten gut bekannt sind. Um Krebs, Diabetes oder Arthritis zu diagnostizieren, können solche Untersuchungen natürlich sehr effektiv sein. Ein Mensch kann jedoch nach Maßgabe der klassischen Krankheitsdiagnostik als gesund eingestuft werden, während ihn diffuse Symptome plagen, weil die Mitochondrien geschädigt sind.

Der rasante Wandel unserer Lebensweise in den letzten 20 Jahren führte zu gravierenden Veränderungen in unserem Körper und vor allem im Stoffwechsel der Mitochondrien. Beeinträchtigte Mitochondrien sind eine grundlegende körperliche Störung, die zur Entstehung aller möglichen spezifischen Krankheiten beitragen kann. Eine Diagnose im Sinne eines klassischen Krankheitsbilds greift dann allerdings zu kurz.

Nitrosativer Stress

Ein Beispiel für eine gestörte Mitochondrien-Funktion, die durch Standarduntersuchungen nicht erfasst wird, ist der nitrosative Stress. Mit diesem Begriff wird die erhöhte körpereigene Produktion von toxischen Stickoxiden bezeichnet. Einfaches Stickoxid (NO) gehört zum normalen Zellstoffwechsel und ist in kleinen Mengen auch Teil der Immunabwehr gegen Viren und Bakterien. Seit Kurzem ist bekannt, dass NO auch eine regulierende Funktion im Energiestoffwechsel hat. Die Erforschung dieses Zusammenhangs war deshalb herausfordernd, weil NO im Energiestoffwechsel nur für etwa zehn Sekunden existiert, bevor es abgebaut wird. Diese kurze Lebensdauer zeigt auf, dass NO einerseits eine essenzielle Funktion für unser Leben hat, andererseits aber nicht zu lang präsent sein soll. Genau da liegt das Problem, das in ganzheitlichen medizinischen Ansätzen heutzutage als „nitrosativer Stress" bezeichnet wird.

Durch einen Mangel an Mikronährstoffen kommt es auf Dauer zu einer Überproduktion an NO. Umweltgifte können ebenfalls eine erhöhte NO-Produktion auslösen, weil die Makrophagen des Immunsystems, die NO als Abwehrmaßnahme gegen Mikroben produzieren, auf Umweltgifte genauso reagieren wie auf potenziell schädliche Bakterien oder Viren. Erhöhte Belastungen mit Umweltgiften und ein gleichzeitiger Mangel an Mikronährstoffen sind heutzutage sehr weit verbreitet. Aus einfachem Stickoxid entsteht dann vermehrt Peroxynitrit, eine besonders aggressive Substanz, die Mitochondrien in ihrer Funktion massiv beeinträchtigt und Zellmembranen schädigt. Normale medizinische Untersuchungen erfassen jedoch eine erhöhte Belastung mit Peroxynitrit überhaupt nicht.

Menschen mit solch einer Belastung leiden an Erschöpfung, Gereiztheit, Schlafstörungen, fühlen sich den täglichen Anforderungen kaum gewachsen und verspüren eine Unlust, am sozialen Leben teilzunehmen, doch dann hören sie oft genug vom Arzt, dass körperlich alles in Ordnung sei. Solche unzureichenden Diagnosen vergrößern das Leid dieser Menschen und versperren erst einmal den Weg zu einer echten Lösung. Bislang wird dieser Bereich leider nur in der alternativen Medizin berücksichtigt.

Warum viele Vitamin-Defizite nicht erkannt werden

Im Enthusiasmus über die Entdeckung von Viren am Ende des 19. Jahrhunderts wurden viele Krankheiten zunächst als Virusinfektionen betrachtet, bevor sie sich dann als Vitamin-Mangelkrankheiten herausstellten, wie Skorbut (Mangel an Vitamin C) oder Beriberi (Mangel an Vitamin B_1). Natürlich ergab sich daraus die Frage, welche Menge von einem bestimmten Vitamin im Körper gebraucht wird. Dabei kam es aber zu einen folgeschweren Denkfehler: Als Kriterium wurde festgelegt, dass die Krankheit nicht auftritt, die als Mangelerscheinung des Vitamins identifiziert wurde. Nur weil ein Mensch gerade genug Nahrung zur Verfügung hat, um nicht zu verhungern, bedeutet das nicht, dass er gut ernährt ist. Ähnlich verhält es sich mit Vitaminen. Ein gutes Beispiel für dieses Prinzip ist das Vitamin B_{12}. Es wurde in den 1920er-Jahren durch Dr. George Whipple entdeckt, der dafür 1934 den Medizin-Nobelpreis erhielt. Er identifizierte Vitamin B_{12} als den Faktor, der die perniziöse Anämie verhindert, die schlimmste und potenziell tödliche Vitamin-B_{12}-Mangelerscheinung. In Deutschland gilt bis heute ein Blutserumwert von 160 Piktogramm pro Milliliter als normal, was einfach nur der Wert ist, der ausreicht, um perniziöse Anämie zu verhindern. Nun hat sich seit der ursprünglichen Entdeckung durch Dr. Whipple herausgestellt, dass Vitamin B_{12} auch eine wichtige Rolle spielt beim Aufbau der Myelinschicht von Nervenzellen, bei der Produktion an Neurotransmittern, bei der Aktivierung der Osteoblasten (knochenbildenden Zellen) sowie bei der Eliminierung zahlreicher Umweltgifte. Für alle diese Funktionen reicht ein Serumwert von 160 Piktogramm pro Milliliter längst nicht aus. In Japan wird der untere Wert des Normalbereichs bei 500 Piktogramm pro Milliliter angesetzt. Entsprechend wird Vitamin B_{12} viel häufiger ärztlich verschrieben als in Deutschland. Eine gute wissenschaftliche Basis für die Festsetzung auf 160 Piktogramm pro Milliliter gibt es nicht.

Dazu kommen weitere Probleme in der Messung von Vitamin-B_{12}-Werten: Dieses Vitamin wirkt nicht im Blut, sondern an verschiedenen Orten im Körper und muss mit Transporteiweißen an die richtigen Stellen gebracht werden. Ein Vitamin-B_{12}-Wert im Blut hat also wenig Aussagekraft, entscheidender ist die Bestimmung der Transporteiweiße, der Holotranscobalamine.

Selbst wenn Vitamin B_{12} ausreichend vorhanden ist *und* an seine Bestimmungsorte gelangt, können Umweltgifte und vor allem viele Medikamente die Wirkung von Vitamin B_{12} blockieren. Die Funktionalität von Vitamin B_{12} kann durch die

Methylmalonsäure (MMA) im Urin bestimmt werden. Ihr Gehalt steigt an, wenn ein Vitamin-B_{12}-Mangel vorliegt, was auch bei völlig ausreichenden Blutserumwerten der Fall sein kann.

In der Praxis erlebe ich, dass ein Vitamin-B_{12}-Mangel sehr weitverbreitet ist. Besonders häufig betroffen sind Frauen, die lange die Pille genommen haben, Menschen, die Säureblocker, Cortison oder Diabetesmedikamente nehmen, exzessiv viel Kaffee trinken oder langjährige Veganer sind. Vitamin B_{12} ist nur eines von vielen Beispielen dafür, dass wir eine differenziertere Sichtweise auf Mikronährstoffe brauchen, als sie in der medizinischen Alltagspraxis üblich ist.

Quantitativer und funktioneller Mangel bei Mikronährstoffen

Es gibt zahlreiche Empfehlungen, wie viele Mikronährstoffe wir aufnehmen sollten, zum Beispiel von der Deutschen Gesellschaft für Ernährung und aus medizinischen Kreisen. Sie berücksichtigen auch den unterschiedlichen Bedarf je nach Alter oder besonderen körperlichen Gegebenheiten (Schwangerschaft, starke körperliche Anforderungen etc.). Doch häufig geschieht es, dass Menschen eigentlich genug von einem Mikronährstoff zu sich nehmen, diesen aber nicht richtig verwerten können. Ein gutes Beispiel hierfür ist Kalzium, ein sehr wichtiger Mineralstoff für die elektrische Signalübertragung in Zellen und natürlich für den Knochenbau. Im Gegensatz zu vielen anderen Mikronährstoffen enthält die moderne westliche Ernährung recht viel Kalzium, sodass ein quantitativer Mangel selten ist. Gleichzeitig haben aber viele Menschen einen funktionellen Kalziummangel, das heißt, ihr Körper kann Kalzium nicht richtig verwerten. Es wird nur unzureichend zum Erhalt der Knochenmasse genutzt, während gleichzeitig gefährliche Kalziumablagerungen in Mitochondrien und Blutgefäßen entstehen. Der Grund für einen solchen funktionellen Mangel ist meistens, dass andere Mikronährstoffe fehlen. Ein Mangel an Vitamin K_2 und Boron ist weitverbreitet. Genau diese Mikronährstoffe werden aber benötigt, damit Kalzium im Körper richtig eingesetzt werden kann.

Mehr Kalzium einzunehmen macht keinen Sinn, wenn ein funktioneller Mangel vorliegt. Die Unterscheidung zwischen quantitativem und funktionellem Mangel bei Mikronährstoffen ist wichtig, wenn man die entsprechenden Mangelerscheinungen effektiv beheben möchte.

Intermittierendes Fasten für gesunde Mitochondrien

Kaum ein Lebensbereich kann unsere Mitochondrien so positiv oder so nachteilig beeinflussen wie unsere Ernährung. Während wir manchen Umweltbelastungen wenig entgegensetzen können, entscheiden wir immer selbst, was wir essen. Mir ist jedenfalls noch niemand begegnet, der aus Versehen eine Mahlzeit zu sich genommen hat. Auf der anderen Seite mag es schwierig erscheinen, sich im Dickicht der vielen Ideen über gesunde Ernährung zurechtzufinden.

Hunger zulassen lernen

Stellen Sie sich vor, ein Löwe müsste eine ordentliche Portion Fleisch fressen, um die Kraft für eine erfolgreiche Jagd zu haben – irgendwie würde diese Reihenfolge in der Natur keinen Sinn machen. Daher trägt jedes Säugetier einen einfachen biochemischen Mechanismus in sich: Hunger macht wach und leistungsfähig, denn nur so lässt sich erfolgreich Nahrung finden. Auch der Sportreporter sagt: „Die Mannschaft ist hungrig auf den Sieg." Doch uns Menschen wird immer wieder empfohlen, gut zu frühstücken und regelmäßig zu essen, um Energie für die täglichen Anforderungen zu haben.

Unter natürlichen Lebensbedingungen gibt es kaum Möglichkeiten, Nahrung aufzubewahren. Der volle Kühlschrank ist eine Errungenschaft der Zivilisation, unter natürlichen Bedingungen muss Nahrung durch körperliche Aktivität erworben werden. Ob es das Jagen, das Wandern oder das flinke Klettern auf Bäume ist, Säugetiere müssen zumeist Energie investieren, um sich zu sättigen.

Davon abgesehen sind sie Zeiten gewohnt, wo Nahrung knapp ist. Das darf nicht schon innerhalb einiger Stunden zu einer Schwächung führen, sonst hätte kaum ein Tier eine Überlebenschance. Dieses evolutionäre Erbe ist in unserem Körper in zwei Formen angelegt:

Nahrungsnüchternheit führt zur Ausschüttung von cAMP (cyclisches Adenosinmonophosphat), einer Substanz, die Wachheit und Leistungsfähigkeit bewirkt.

Durch Nahrungsnüchternheit wird weiterhin die Ausschüttung von HGH (Wachstumshormon) und Sirtuinen veranlasst, beide Substanzen sind sehr wichtig für die Regeneration der Zellen und den Erhalt von Knochen und Muskelmasse.

Auf diese Weise nutzt der Körper Hunger, um aktiv zu werden und um gleichzeitig wichtige regenerative Prozesse ablaufen zu lassen, die eingeschränkt sind, wenn der Körper satt ist, weil die Verwertung von Nahrung andere biochemische Abläufe erfordert.

Die Empfehlung, Hunger einfach mal zuzulassen und nicht gleich durch den Gang zum Kühlschrank zu stillen, führt nun aber zu gewissen Ängsten. „Klappe ich nicht zusammen?“, fragen sich viele Menschen, wenn man ihnen vorschlägt, morgens vor der ersten Mahlzeit erst einmal Kräutertee zu trinken und körperlich und geistig aktiv zu werden.

Warum man Hunger nicht zulässt

Warum wollen viele Menschen Hunger nicht wirklich zulassen und durch eigenes Spüren herausfinden, wie lange sie ohne Essen gut leistungsfähig sind? Meiner Erfahrung nach gibt es dafür folgende Gründe:

Immer noch wird die Ansicht vertreten, dass man morgens komplexe Kohlenhydrate zu sich nehmen soll, um dann Brennstoff für das Tagwerk zu haben. Richtig ist: Kohlenhydrate können als Glykogen in Muskeln und der Leber gespeichert werden und diese Vorräte sind erst nach zwei Tagen totalem Fasten aufgebraucht. Dieser Grund zu essen fällt also schon mal weg.

Wenn durch einen Mangel an Vitaminen, Mineralien, Spurenelementen etc. starke Blutzuckerschwankungen auftreten oder der Körper nicht in der Lage ist, Ketone als Energiequelle zu nutzen, kann das Hungergefühl sehr unangenehm sein, weil es dann von *Mangelsymptomen* überlagert wird. Hier schafft ein Verzicht auf industriell hergestellte Nahrung und eine Ernährungsweise mit einem guten Rohkostanteil, hochwertigen Fetten und hochwertiger Nahrungsergänzung aber schnell Abhilfe. Viele Defizite an Mikronährstoffen können in wenigen Wochen ausgeglichen werden und schon fühlt sich Hunger vitalisierend an. Dieser Grund für häufiges Essen fällt also durch ein paar sinnvolle Maßnahmen weg.

Gut zu wissen

Im Durchschnitt sinkt ab dem 30. Lebensjahr die körpereigene Produktion des Wachstumshormons HGH pro Lebensjahrzehnt um 14 Prozent. Dadurch nehmen Kraft, Libido, Muskelmasse und Knochendichte ab. Daher ist körperfremdes HGH oft Bestandteil teurer Verjüngungskuren. Sie haben allerdings unerwünschte Nebenwirkungen, da körperfremdes HGH krebserregend sein kann und ein Schädelwachstum auslöst. Manche Sportler, die mit HGH dopen, entwickeln eine groteske Schädelform. Die viel bessere Lösung besteht darin, durch gesunden Hunger und Bewegung die körpereigene HGH-Produktion anzuregen.

In der Ayurveda-Medizin unterteilt man Menschen in drei Doshas (Konstitutionstypen): Pitta, Kapha und Vata. Auch wenn jeder von uns alle drei Doshas in sich trägt, so dominiert doch bei fast allen Menschen eines recht deutlich. Menschen mit einer stark ausgeprägten Vata-Konstitution neigen, wenn sie über längere Phasen gestresst sind, zu Untergewicht, frieren leicht und benötigen Essen in kürzeren Intervallen als andere Menschen, um im Gleichgewicht zu bleiben. In der Ayurveda-Medizin wird Vata-Typen normalerweise auch von Fastenkuren abgeraten. Meiner Beobachtung nach brauchen Menschen mit dieser Konstitution oft warme Getreidegerichte, um genug Körperwärme und nervliche Ausgeglichenheit zu haben. Doch in diesem Fall liegt bereits eine Unausgewogenheit in der Lebensenergie vor, die durch häufigeres Essen nur oberflächlich reguliert wird. Wenn Vata-Typen ihre Konstitution besser ausgleichen, was vor allem mit kraftvollen Qigong-Praktiken, rohen gesättigten Fetten in der Ernährung und einer Reduktion digitaler Reize möglich ist, brauchen auch sie seltener Nahrung. Viele meiner Klienten mit starker Vata-Veranlagung konnten so im Laufe der Zeit problemlos mit drei oder zwei Mahlzeiten täglich auskommen.

Fazit: Dieser Grund für häufiges Essen ist legitim und sollte nicht übergangen werden. Doch auch Vata-Typen essen meistens zu oft, weil ihnen andere Möglichkeiten zum Ausgleichen ihrer Veranlagung fehlen. Wird dies verändert, können sie auch Hunger viel mehr genießen. Die persönliche Veranlagung zeigt aber auf, dass es keine allgemeingültigen Regeln geben kann, wie lange die Phasen gesunden Hungers sein sollten.

Wir wissen wohl alle, wie sehr Essen den emotionalen Zustand beeinflussen kann. Süßigkeiten erhöhen die Produktion an den Neurotransmittern wie Beta-Endorphinen, die ein Wohlgefühl auslösen. Viele Kinder werden zumindest gelegentlich mit Essen beruhigt, obwohl sie eigentlich ganz andere Bedürfnisse haben. Da sicher alle Eltern auch mal überfordert sind, ist das nur allzu verständlich, aber es kann bei den Kindern zu einer Prägung führen, emotionale Bedürfnisse mit der Ersatzbefriedigung Essen zu kompensieren. Wenn man

Menschen mit dieser Prägung empfiehlt, ein Gespür für die gesunde, vitalisierende Wirkung von Hunger zu entwickeln, fallen manche in ein psychisches Loch, weil das beliebteste Mittel zum emotionalen Selbstmanagement für einen Teil des Tages wegfällt. Ich würde in jedem Fall dazu raten, emotionale Bedürfnisse oder Konflikte, die mit Essen kaschiert werden, wirklich zuzulassen und einen anderen Umgang damit zu finden. Wer regelmäßig aus emotionalen Gründen isst, wird die Ernährung nicht nach den echten körperlichen Bedürfnissen gestalten können und damit Vitalität und Gesundheit beeinträchtigen. Fazit: Emotionale Bedürfnisse sind ein sehr verständlicher, aber auch sehr ungünstiger Grund, ohne echten Nahrungsbedarf zu essen. Mitgefühl mit sich selbst, aber auch die Entschlossenheit, einen anderen Weg zu finden, sind wichtig, will man die Vorteile von gesundem Hunger erfahren.

Low-Carb-Ernährung als Beispiel für Teilwahrheiten

Ein großer Trend der letzten 15 bis 20 Jahre sind die Low-Carb-Ernährungsformen, die im übermäßigen Kohlenhydratkonsum ein Hauptübel der modernen Ernährungsweise sehen. Es gibt in der modernen Welt des permanenten Überangebots an Nahrung, die auch noch zum großen Teil aus minderwertigen industriell verarbeiteten Produkten besteht, in der Tat ein großes Problem mit Kohlenhydraten. Dabei spielen zwei Faktoren eine wichtige Rolle:

Ein Großteil der Kohlenhydrate wird in Form von raffiniertem Zucker, versteckten Zuckerzusätzen in Fertigprodukten, industriellen Backwaren, Nudeln und anderen minderwertigen Produkten gegessen. Solche Nahrungsmittel enthalten Kohlenhydrate, ohne die zu ihrer Verwertung notwendigen Mikronährstoffe zu liefern. Außerdem enthalten sie zusätzlich oft schädliche Trans-Fettsäuren und fragwürdige chemische Zusatzstoffe. Dies führt zu einem massiven Mangel an B-Vitaminen, Magnesium, Kupfer, Mangan, Zink, Chrom und anderen Mikronährstoffen. Ein Mangel an Mikronährstoffen verhindert auch ein anhaltendes Sättigungsgefühl, was leicht zum Überessen führt.

Kohlenhydratreiche Lebensmittel werden häufig ohne echten physiologischen Nahrungsbedarf gegessen und die wichtigen Zeiten ohne Nahrung fehlen dem Körper. Wenn man morgens Brötchen oder Müsli frühstückt, mittags Pasta und abends Kartoffeln oder Brot zu sich nimmt, wird zu viel Insulin ausgeschüttet, was degenerative Krankheiten und Übergewicht begünstigt. Eine morgendliche Zufuhr von Kohlenhydraten begünstigt eher den Entspannungszyklus des Hormonsystems als eine Aktivierung und so wird Kaffee für viele Menschen unentbehrlich. Auch der Griff zu mehr Kohlenhydraten in Form von Süßigkeiten bleibt nicht aus, denn sie bewirken kurzfristig gute Laune durch Endorphine, rauben aber letzten Endes dem Körper Energie.

Es ist also nicht verwunderlich, dass es viele positive Erfahrungen mit einer kohlenhydratreduzierten Ernährungsweise gibt. Praktisch alle Low-Carb-Ernährungssysteme eliminieren den schädlichen raffinierten Zucker aus der Ernährung, reduzieren die problematische übermäßige Insulinproduktion durch die Einschränkung von Kohlenhydraten und regen oft auch einen erhöhten Verzehr von Gemüse und den Verzicht auf Fertigprodukte an. Natürlich wird eine solche Ernährungsweise im Vergleich zur üblichen Kohlenhydratmast große Vorteile mit sich bringen. Viele Menschen können so dauerhaft abnehmen und ihren Energiepegel stabilisieren.

Dennoch vertrete ich die Ansicht, dass Low-Carb-Systeme nur eine Teilwahrheit über gesunde Ernährung repräsentieren. Auf meinen Reisen zu wirklich gesunden Bevölkerungsgruppen in verschiedenen Teilen der Welt traf ich bulgarische Bergbauern in einer Region, in der damals jeder dritte Mensch über 100 Jahre alt wurde. Für sie war Brot ein Grundnahrungsmittel. In Bergregionen Chinas traf ich glückliche und bis ins hohe Alter gesunde Menschen, die täglich Reis aßen, ebenso traf ich in Indien auf die vegetarisch lebenden Anhänger der Jain-Religion, die sich hauptsächlich von Reis, Hülsenfrüchten, Milch, Obst und Gemüse ernährten und eine exzellente Gesundheit aufwiesen. Aber diese Menschen unterschieden sich in ihrer Ernährungsweise in einem wesentlichen Punkt von westlichen Pasta- und Brot-Liebhabern. Sie nahmen meistens nur zwei Mahlzeiten täglich zu sich, hatten längere Phasen am Tag ohne Nahrung und streuten gelegentliche Fastentage ein. Kohlenhydrate aus natürlichen Lebensmitteln in Kombination mit ausgewogenen Phasen ohne Nahrung und regelmäßiger körperlicher Tätigkeit haben eine ganz andere Wirkung als eine „Junkfood-Kohlenhydratmast" in Kombination mit häufigem Essen aus Langeweile und Stress sowie einem Mangel an angemessener Bewegung.

Die Kunst, zur richtigen Zeit zu essen

Die gesundheitlichen Auswirkungen von Nährstoffen hängen nicht nur davon ab, in welchen Mengen wir sie zu uns nehmen, sondern auch, wie oft und zu welcher Zeit am Tag. Kohlenhydrate zu essen, *nachdem* man körperlich und geistig aktiv war, kann angenehm entspannend wirken. Isst man vor den Kohlenhydraten frische Lebensmittel mit wertvollen Mikronährstoffen und gesunden Fettsäuren, wird man auch ein passendes Sättigungsgefühl erleben, während man sich eher an Kohlenhydraten überisst, wenn ein Mangel an Mikronährstoffen und guten Fetten besteht.

Viele meiner Klienten erlebten unangenehme Symptome, wenn sie Brot, Pasta oder andere kohlenhydratreiche Nahrung zu sich nahmen, manche bekamen dadurch sogar Migräneanfälle. Als sie begannen, längere Phasen des Tages ohne Nahrung aktiv zu sein und sich tagsüber mit leichter Frischkost wie grünen Smoothies zu versorgen, verschwanden diese Symptome, ohne dass sie komplett auf kohlenhydratreiche Produkte verzichten mussten. Die Gesamtmenge an Kohlenhydraten wurde so automatisch reduziert, ohne dass permanent der Fokus darauf gelegt war, auf die geliebten Nudeln oder Brötchen verzichten zu müssen. Vor allem aber lernten sie, den natürlichen Rhythmen des Körpers entsprechend, Aktivität mit wenig Nahrung zu verbinden, Entspannung und Ruhe mit angenehmer Sättigung.

Wenn längere Phasen ohne Nahrung in der Tagesgestaltung fehlen, sodass der Körper im Prinzip den ganzen Tag Verdauungsarbeit leistet, wird die Ernährung kompliziert. Unter solchen Voraussetzungen ist es dann oft notwendig, strikte Low-Carb-Regeln oder andere recht strenge Ernährungsrichtlinien zu befolgen, um mehr Vitalität zu erfahren. Wenn der Körper dagegen ausreichend Pausen bekommt, wo er keine Verdauungsarbeit leisten muss und seine Aktivitätsimpulse nicht durch Essen gemindert werden, kann er grundsätzlich die zugeführte Nahrung viel besser nutzen.

Intermittierendes Fasten in der Praxis

Längere Fastenkuren sind ein altes und bewährtes Heilmittel. Doch tägliche Zyklen ohne Nahrung sind langfristig wahrscheinlich noch wertvoller. Zur besseren Unterscheidung hat sich der Begriff „intermittierendes Fasten" eingebürgert. Intermittierendes Fasten bedeutet, die Zeit des Tages, in der Nahrung aufgenommen wird, auf sechs bis acht Stunden zu begrenzen, sodass 16 bis 18 Stunden Nüchternheit möglich werden. Nun mag eine solche Zeiteinteilung zunächst schwer durchführbar erscheinen, doch die gute Nachricht ist, dass man es langsam angehen kann.

Nehmen wir einmal an, Sie haben bislang zwischen sieben und acht Uhr ein Frühstück zu sich genommen. Wenn Sie intermittierendes Fasten kennenlernen wollen, können Sie nun stattdessen ein warmes Getränk zu sich nehmen, zum Beispiel Kräutertee, grünen Tee oder warmes (Ingwer-)Wasser. Auch Nahrungsergänzungsmittel können morgens genommen werden. Hochwertige Nahrungsergänzung am Morgen versorgt den Körper mit wichtigen Mikronährstoffen, ohne dass er Verdauungsarbeit leisten muss.

Als Nächstes machen Sie ein paar Körperübungen. Falls Sie

dafür keine Zeit haben, weil Sie kleine Kinder zu versorgen haben, ist das kein Problem, denn diese Tätigkeit aktiviert den Körper auch sehr effektiv.

Bevor Sie zur Arbeit gehen, können Sie sich einen grünen Smoothie zubereiten (mehr dazu auf Seite 57 ff.) und in einem lichtgeschützten Behälter mitnehmen.

Nehmen Sie wahr, wie sich Ihr Körper anfühlt, wenn Sie den Tag nicht mit einer Mahlzeit beginnen. Ist Hunger belebend oder unangenehm? Wechseln sich diese beiden Gefühle ab oder sind sie manchmal sogar gleichzeitig da? Was ist ein echter Hunger, der anzeigt, dass der Körper Nahrung braucht, und was ist die Macht der Gewohnheit, emotionales Essen oder Langeweile?

Wenn Sie morgens einfach ein bis zwei Stunden länger als sonst ohne Essen verbringen und sich darauf einlassen, wie sich Nüchternheit oder Hunger tatsächlich anfühlen, haben Sie Ihren Einstieg in das intermittierende Fasten gefunden. Schon diese ein bis zwei Stunden kann der Körper nutzen, um mehr Sirtuine für die Zellregeneration zu produzieren und mehr HGH für eine bessere Knochendichte und Muskelbildung auszuschütten. Ihre Leber und Ihr Dünndarm haben mehr Zeit für Regeneration, sodass Sie Nahrung besser verwerten können.

Vielleicht stellen Sie im Laufe weniger Wochen fest, dass Sie mit einem angenehm lebendigen Körpergefühl einige Zeit am Morgen ohne Essen auskommen und über den ganzen Tag gesehen fitter sind. Irgendwann können Sie dann ausprobieren, Ihre Nahrungsaufnahme auf einen Zeitraum von 6 bis 8 Stunden täglich zu begrenzen.

Falls es für Sie unangenehm ist, länger als 14 Stunden ohne Nahrung auszukommen, ist das kein Problem. Hören Sie auf jeden Fall auf Ihre individuellen körperlichen Signale und finden Sie die richtige Balance zwischen dem Prinzip des intermittierenden Fastens und Ihrer Konstitution.

Mitochondrien leben auf durch intermittierendes Fasten

Unsere Mitochondrien profitieren in vielerlei Hinsicht durch das intermittierende Fasten. Die längeren Regenerationszeiten für den Dünndarm und die Leber erhöhen die Assimilation von Mikronährstoffen, die von den Mitochondrien so dringend benötigt werden und die oftmals, selbst wenn sie ausreichend in der Nahrung vorhanden sind, durch zu häufiges Essen schlecht assimiliert und verwertet werden. Nichts anderes verbessert die Verwertung der Mikronährstoffe so sehr wie Zeiten ohne Nahrung.

Ebenfalls angeregt wird der Vorgang der Autophagie, einer lebensnotwendigen Zellreinigung, bei der geschädigte oder unbrauchbare Moleküle abgebaut werden. Für seine Erkenntnisse, auf welche Weise Autophagie die Zellen gesund erhält, bekam Yoshinori Ohsumi 2016 den Medizin-Nobelpreis. Er wies nach, dass Mitochondrien besonders anfällig für Schädigungen durch fehlerhafte Proteine und andere Moleküle sind. Autophagie wird bei zu häufiger Nahrungsaufnahme deutlich reduziert und durch intermittierendes Fasten deutlich erhöht.

Intermittierendes Fasten ermöglicht auch eine vermehrte Nutzung von Ketonen als Energiequelle, was für die Mitochondrien sehr effektiv ist. Ketose ist eine exzellente Form der Energieerzeugung für Gehirn und Nervenzellen. Wenn man intermittierendes Fasten und MCFAs in der Ernährung berücksichtigt, muss man Kohlenhydrate nicht konsequent vermeiden, um die gleichen Vorteile zu erreichen, die eine Low-Carb-Ernährung in Bezug auf Ketose hat.

Häufiger zu essen, als es den natürlichen Rhythmen des Körpers entspricht, führt mit großer Wahrscheinlichkeit zu einem geschwächten Energiestoffwechsel, der weder genug Energie für die Aktivitäten des Tages liefert noch eine erholsame Entspannung in den Ruhezeiten fördert.

Viele Menschen nutzen dann Koffein zur Stimulation, Zucker für die gute Laune, Alkohol zum Entspannen oder übermäßige mentale Reize durch Smartphone, Internet oder Fernsehen, um sich irgendwie von dem nicht gerade prickelnden Körpergefühl abzulenken. Diese Gewohnheiten bedeuten mehr Stress und weniger Mikronährstoffe für die Mitochondrien.

Gesunde Mitochondrien mit grünen Smoothies

Victoria Boutenko gilt allgemein als die Begründerin des Megatrends „grüne Smoothies“. Sie und ihre Familie kamen als russische Immigranten in die USA und übernahmen die landestypische Ernährungsweise mit Fertigprodukten und Junkfood. Nach ein paar Jahren bekamen sie massive Gesundheitsprobleme und stellten dann auf eine reine Rohkost-Ernährung um. Sie wurden mit erstaunlichen Heilungserfolgen belohnt. Victorias Sohn Sergej erfuhr sogar Heilung von juvenilem Diabetes, was nach schulmedizinischer Sichtweise gar nicht möglich ist.

Doch auch mit der Rohkost-Ernährung stellten sich allmählich einige Probleme ein. Offensichtlich ist der Körper in der Lage, Ernährungsformen wie die Rohkost zunächst sehr gut für Heilungen nutzen, doch auf Dauer kann sich herausstellen, dass ihnen etwas fehlt. Auf der Suche nach Abhilfe kam Victoria schließlich auf die Idee mit den grünen Smoothies. Sie zerkleinerte grüne Blätter zusammen mit Früchten in einem Hochleistungsmixer so fein, dass die in den Zellulosestrukturen der Blätter eingebauten Mikronährstoffe für den Menschen so gut assimilierbar werden, wie es durch Kauen allein nicht geschieht.

Die ersten Experimente mit grünen Smoothies führte Victoria Boutenko im Jahr 2004 in ihrem damaligen Wohnort Ashland im US-Bundesstaat Oregon durch. Zufällig lebte ich genau in dieser Zeit auch dort und bekam hautnah mit, wie die grünen Smoothies ihren Siegeszug antraten. Sie ermöglichen uns etwas, was ich am besten mit dem Begriff der zellulären Sättigung beschreiben kann: Der Körper fühlt sich angenehm und gut versorgt an, ohne jegliche Schwere oder Trägheit. Frische Salate sind auch eine feine Sache, aber viele Menschen empfinden nach einem Salat keine anhaltende Sättigung, es sei denn, sie fügen eiweißhaltige oder fetthaltige Zutaten hinzu. Nach einem grünen Smoothie mit grünen Blättern und Früchten stellt sich hingegen ein völlig anderes Sättigungsgefühl ein.

Gute Gründe für grüne Smoothies

Was ist nun das Besondere an grünen Smoothies? Grüne Blätter erhalten ihre Farbe bekanntlich durch Chlorophyll. Es transformiert Sonnenlicht durch Fotosynthese in für Pflanzen, Tiere und Menschen nutzbare Energie und hat somit eine einzigartige Schlüsselrolle für unser Leben. Weil die Fotosynthese ein außergewöhnlich komplexer und energiereicher Vorgang ist, wird Chlorophyll immer von besonders hohen Konzentrationen an Mikronährstoffen begleitet. Die Vitamine, Mineralien, Spurenelemente und andere Phytosubstanzen, die eine Pflanze braucht, um erfolgreich Fotosynthese durchzuführen, sind identisch mit denen, die unsere Zellen und speziell unsere Mitochondrien für ihren Stoffwechsel brauchen. In keinem anderen Bereich benötigt eine Pflanze so hohe Konzentrationen an Mikronährstoffe wie in den grünen Blättern. Wo am meisten Chlorophyll ist, sind auch die meisten Mikronährstoffe.

Salate und frisch gepresste grüne Säfte können auch eine vitale Ernährung bereichern, aber die grünen Smoothies sind eine ganz besonders wichtige Basis. Wird ein Saft gepresst, gehen die Zelluloseanteile verloren und genau diese enthalten einen beträchtlichen Teil der Mikronährstoffe. Ein Salat mit grünen Blättern und anderen wertvollen Zutaten ist eine feine Sache, aber auch durch gründliches Kauen erschließen wir uns die Mikronährstoffe nicht so effektiv wie durch das Zubereiten in einem Hochleistungsmixer.

Grüne Smoothies und bessere Nahrungsverwertung

Victoria Boutenko fand bereits zu Beginn ihrer Experimente mit grünen Smoothies heraus, dass sie die körpereigene Produktion an Magensäure erhöhen. Tatsächlich ist bei vielen Menschen die Konzentration der Salzsäure im Magen zu gering. Nun denkt manch einer vielleicht an unangenehmes Sodbrennen, das nach landläufiger Meinung durch einen Überschuss an Magensäure entstehen soll. Dieses Problem wird aber in Wirklichkeit durch *zu wenig* Salzsäure verursacht. Der Mangel führt im Magen zu ungünstigen Fermentationsprozessen und diese wiederum erzeugen andere Säuren wie Essigsäure oder Benztraubensäure, die dann die Speiseröhre hochwandern und Sodbrennen hervorrufen. Grüne Smoothies führen bei vielen Menschen zu mehr Magen-Salzsäure. Dies hat in der Praxis folgende wunderbare Wirkungen:

- Nahrung wird insgesamt besser verwertet, was Heißhunger-Anfälle und den Drang zum Überessen reduziert.
- Nahrungsmittelunverträglichkeiten werden besser.
- Der Instinkt dafür, was dem Körper eigentlich gut tut, wird geschärft.

MINERALSTOFFE*	KNOLLE	BLÄTTER	VITAMINE*	KNOLLE	BLÄTTER
Kalzium (mg)	16,00	117,00	Vitamin C (mg)	4,90	30,00
Eisen (mg)	0,80	2,57	Vitamin A (IE)	33,00	6326,00
Magnesium (mg)	23,00	70,00	Vitamin E (µg)	0,04	1,50
Kalium (mg)	325,00	762,00	Vitamin K (µg)	0,20	400,00
Natrium (mg)	78,00	226,00	Thiamin (mg)	0,03	0,10
Selen (mg)	0,70	0,90	Riboflavin (mg)	0,04	0,22

*Alle Mengenangaben beziehen sich auf 100 Gramm Knolle bzw. Blätter der Roten Bete.

Grüne Smoothies in der Praxis

Grüne Smoothies sind einfach zubereitet. Dazu benötigen Sie:

- einen Mixer mit einer Umdrehungszahl von 25 000 oder mehr pro Minute. Normale Haushaltsmixer sind für Saucen, Suppen, Milchshakes und andere Zubereitungen

gut geeignet, aber ihre Umdrehungszahl reicht nicht aus, um die Zellulosestrukturen grüner Blätter gründlich zu zerkleinern;
- gefiltertes Wasser, Quellwasser oder stilles Mineralwasser aus Glasflaschen. Leitungswasser enthält in Deutschland so viele unterschiedliche Schadstoffe, dass die Wasserwerke sie unmöglich alle kontrollieren oder eliminieren können. Ein guter Wasserfilter wie zum Beispiel ein Carbonit-Filter ist eine lohnenswerte Investition in die eigene Gesundheit;
- grüne Blätter wie Feldsalat, Römersalat, Grünkohl, Blätter von Kohlrabi, Rote Bete, Grünkraut von Karotten, Gartenkräuter wie Minze, Basilikum, Petersilie, Wildkräuter wie Giersch, Löwenzahn, Vogelmiere;
- frische Früchte und/oder Trockenfrüchte in Rohkostqualität. Viele handelsübliche Trockenfrüchte sind hitzebehandelt. Verschiedene Firmen bieten aber hochwertige Datteln, Feigen und andere Trockenfrüchte in Rohkostqualität an.

Ein grüner Smoothie wird zubereitet, indem 50 Prozent grüne Blätter und 50 Prozent frische Früchte (bei Trockenfrüchten nimmt man entsprechend weniger) mit genügend Wasser im Mixer cremig püriert werden. Das Mengenverhältnis zwischen grünen Blättern und Früchten muss nicht genau vermessen werden. Das Wasser sollte Zimmertemperatur haben und im Winter empfiehlt es sich, es leicht anzuwärmen.

Oftmals kommt bei Neueinsteigern die Frage auf, welche Menge sie zu sich nehmen sollen. Grüne Smoothies sind eine

Mahlzeit und kein Medikament. Daher wäre die passende Antwort: Genug, um eine angenehme Sättigung zu erreichen oder einfach so viel, wie man mag.

Wichtig: Grüne Smoothies sollten immer auf nüchternen Magen genossen werden. Idealerweise nimmt man grüne Smoothies als erste Mahlzeit des Tages zu sich.

Wildkräuter in grünen Smoothies

Das hochwertigste Blattgemüse stellt uns die Natur in Form von Wildkräutern gratis zur Verfügung. Wildkräuter müssen sich in einem natürlichen Umfeld behaupten, während Kulturpflanzen von freundlichen Bauern oder Gärtnern unterstützt werden. Daher sind sie vitaler und haben einen höheren Gehalt an Mikronährstoffen.

Schon kleine Mengen an Wildkräutern werten grüne Smoothies auf. Das Sammeln von Wildkräutern verbindet uns mit unserem natürlichen Lebensumfeld und den Rhythmen der Natur. Kräuterwanderungen werden inzwischen an vielen Orten angeboten, und es empfiehlt sich, Wildkräuter gut kennenzulernen, wenn man sie in den Speiseplan einbaut. Auch gute Wildkräuterbücher sind in reichlicher Auswahl im Angebot.

Gesunde Mitochondrien mit Nahrungsergänzung

Hochwertige Nahrungsergänzung ist heutzutage ein wesentlicher Baustein einer nachhaltig gesunden Lebensweise. Zum einen erleben wir seit Jahrzehnten, dass der Gehalt an Mikronährstoffen in Lebensmitteln abnimmt. Die Praktiken der konventionellen Landwirtschaft zielen auf eine kurzfristige Ertragssteigerung ab, untergraben aber langfristig die Gesundheit der Pflanzen. Diese Situation ist sehr gut vergleichbar mit Doping im Sport, das Muskelmasse aufbauen und die Leistung steigern hilft, dabei aber die Organe ruiniert und zu anderen massiven Nebenwirkungen führt. Die biologische Landwirtschaft ist zwar eine wichtige Gegenbewegung, doch auch hier werden Zuchtverfahren angewendet, die manchmal eine reduzierte Konzentration an Mikronährstoffen in Pflanzen nach sich ziehen.

In der modernen Welt mit ihren vielfältigen Stressreizen in Form von Umweltgiften, Elektrosmog, künstlichem Licht und digitaler Reizüberflutung ist der Bedarf an Mikronährstoffen auch deutlich höher als zum Beispiel bei einem Bauern im

19. Jahrhundert. Allein durch die gestiegenen Anforderungen an die Entgiftungsfunktionen des Körpers benötigen wir erhöhte Konzentrationen von Vitaminen, Mineralstoffen, Spurenelementen und Enzymen. Dabei hatte der Bauer im 19. Jahrhundert in seinem einfachen Essen deutlich höhere Konzentrationen an Mikronährstoffen als der Konsument der modernen Produkte aus dem Supermarkt.

Nahrungsergänzung ist auch bei ausgewogener Ernährung wichtig

Manchmal hört man zum Thema Nahrungsergänzung den Einwand, dass bei einer „ausgewogenen Ernährung" keine Ergänzungen gebraucht werden. Kürzlich sah ich eine Fernsehsendung, in der ein Arzt diese These vertrat und empfahl, man solle doch einfach Fleisch, Gemüse, Joghurt und Nüsse zu sich nehmen, da wäre dann schon alles an Nährstoffen drin, was der Körper so braucht. Nun gehen Sie mal in einen Supermarkt, nehmen dort einen Becher Joghurt und lesen Sie die Nährwerttabelle auf dem Etikett. Bei einem echten Joghurt sollte der Kohlenhydrat- oder Milchzuckeranteil bei maximal 1 Prozent liegen, denn die Fermentation durch Joghurt-Bakterien verwandelt Milchzucker in Milchsäure. Milch als Ausgangsprodukt hat 4,5 bis 4,8 Prozent Milchzucker. Sie werden aber im Supermarkt kaum einen Joghurt finden, der einen Kohlenhydratanteil von weniger als 4 Prozent aufweist. Warum? Weil Joghurt aus der Nahrungsmittelindustrie in erheblichem Maß mit billigem Milchpulver gestreckt wird. Authentischer Joghurt mit echten probiotischen Joghurt-Kulturen, nicht pasteurisiert und gestreckt, ist ein gesundes Lebensmittel, hat aber mit dem industriell hergestellten „Joghurt" etwa so viel gemeinsam wie frische Tomaten aus dem eigenen Garten mit einer Flasche Ketchup.

Der besagte Arzt gab eine Empfehlung ab, die nicht hilfreich ist. Eine ausgewogene Ernährung ist schon deshalb mit den normalen Produkten der Lebensmittelindustrie nicht möglich, weil die Produkte fast alle stark denaturiert und völlig unausgewogen sind – eine Dominanz von Makronährstoffen (Kohlenhydraten, Proteinen und Fetten) gegenüber viel zu geringen Konzentrationen an Mikronährstoffen (Vitalstoffen) ist leider die Normalität.

Natürlich gibt es auch Produkte auf dem großen Markt der Nahrungsergänzungsmittel, die nicht gut durchdacht sind. Werden sie ergänzend zu einer sehr minderwertigen Ernährung eingenommen, können auch sie hilfreich sein. Ich habe schon Klienten gehabt, die sich eine Weile fast ausschließlich von Junkfood ernährten und dann mit einem qualitativ mäßigen Multivitaminpräparat aus synthetischen Vitaminen zunächst einen richtigen Schub an Lebenskraft und Wohlbefinden erfuhren.

Wer sein Essen frisch aus biologischen Lebensmitteln zubereitet, grüne Smoothies und hochwertige Fette zu sich nimmt, wird von einer hochwertigen Nahrungsergänzung profitieren, weil sie den erhöhten Bedarf an Mikronährstoffen, den unsere moderne Lebensweise automatisch mit sich bringt, abdecken und Zellen und Mitochondrien auf ihr optimales Funktionsniveau heben kann.

Gesunde Mitochondrien mit gesättigten Fetten

Bei gesunden Nahrungsfetten denken wahrscheinlich die meisten Menschen vor allem an die mehrfach ungesättigten Omega-3- und Omega-6-Fettsäuren. Ihre Bedeutung wurde über viele Jahre erforscht, gesättigte Fettsäuren hingegen bekamen lange Zeit zu wenig Aufmerksamkeit.

Besonders die MCFAs spielen für gesunde Mitochondrien eine Schlüsselrolle. Im Gegensatz zu anderen Fettsäuren können sie ohne den Transport durch L-Carnitin direkt in die Mitochondrien gelangen und dort als Energieträger verwertet werden. Dies erspart dem Körper den aufwendigen Prozess, aus eigener Muskelmasse L-Carnitin herzustellen. Darüber hinaus sind MCFAs die ideale Vorstufe zur Bildung von Ketonen in der Leber. Ketone können von den Mitochondrien in allen Zellen, auch im Gehirn, als sehr saubere und effektive Energiequelle eingesetzt werden.

Während ein übermäßiger Verbrauch von Kohlenhydraten als Energiequelle seine Tücken hat, zur Übersäuerung der Zellen und zu Problemen mit dem Energiestoffwechsel führen kann, ist die Verbrennung von Ketonen die effektivste und nachhaltigste Variante des Energiestoffwechsels.

Wasserhaushalt und Fettzufuhr

Ich empfehle seit vielen Jahren meinen Klienten, in ihrer Ernährung darauf zu achten, dass MCFAs den größten Anteil der Fettsäuren bilden und durch kleine Mengen mehrfach ungesättigte Fettsäuren ergänzt werden. Da die meisten Menschen vorher überwiegend ungesättigte Fettsäuren zu sich genommen haben, bedeutet es für sie eine erhebliche Umstellung. Dabei tritt immer wieder ein interessantes Phänomen auf: Mit der veränderten Fettzufuhr kommt es zu einem deutlich effektiveren Wasserhaushalt. Bei vielen Menschen verschwindet ein unangenehmes Durstgefühl, das auch durch Wassertrinken nicht wirklich wegging. Haut und Schleimhäute werden feuchter (und schöner!). Gutes Wasser, frische Früchte und Gemüse sind natürlich wichtige Faktoren eines guten Wasserhaushalts. Wie gut jedoch Wasser verwertet wird, hängt auch maßgeblich von der Fettzufuhr ab. Fettarme oder einseitig auf ungesättigte Fettsäuren ausgerichtete Ernährungsweisen dehydrieren den Körper. MCFAs in der Ernährung bieten dagegen eine exzellente Grundlage für eine gute Wasserversorgung der Zellen und des Gewebes.

Die besten Quellen für MCFAs

MCFAs stehen uns in exzellenter Qualität in Produkten aus erntefrischen Kokosnüssen zur Verfügung.

- ***Kokosöl*** enthält die höchste Konzentration an MCFAs – mit einem hohen Anteil an der wertvollen Laurinsäure, welche die perfekte Nahrung für unsere Mitochondrien ist.

- ***Kokosmus*** enthält etwas weniger Fett, dafür aber Aminosäuren, Mineralstoffe und andere wertvolle Inhaltsstoffe der Kokosnuss.

Beide Produkte sind sehr empfehlenswert und können wechselweise bzw. ergänzend in der Küche Verwendung finden. Aus Kokosöl und Kokosmus können fruchtige und herzhafte Zubereitungen kreiert werden, je nach Geschmack und individuellen Ernährungsbedürfnissen.

Auf der Basis einer regelmäßigen Nutzung dieser wertvollen Lebensmittel ergeben sich folgende Empfehlungen für einen Umgang mit Fetten in der Ernährung, der die Mitochondrien optimal unterstützt:

1. Trans-Fettsäuren sollten komplett gemieden werden. Sie sind vor allem enthalten in Pommes frites, vielen Margarine-Sorten und generell allen Fertigprodukten, bei denen „pflanzliche Fette/Öle, z. T. gehärtet" als Zutaten aufgelistet sind.
2. Kokosöl und Kokosmus sollten genussvoll als Basis der Fettversorgung genutzt werden. Butter ist ebenfalls eine sehr gute Fettquelle. Rohmilchbutter ist an manchen Orten in Hofläden oder auf Märkten erhältlich und besonders wertvoll.
3. Zum Kochen bieten sich Kokosmilch, Kokosöl, Ghee und Butter an. Flüssige Pflanzenöle sollten nie zum Braten verwendet werden und Gerichten erst nach dem Kochen zugegeben werden, weil sie durch Hitze oxidieren. Kokosprodukte, Ghee und Butter sind als überwiegend gesät-

tigte Fette nicht anfällig für Oxidation. Ungesättigte Fettsäuren können in Form von Nüssen, Samen und Ölfrüchten beliebig verwendet werden, z. B. frisch geknackte Walnüsse, Zedernkerne, Oliven, Avocados.

4. Flüssige Pflanzenöle, die überwiegend aus ungesättigten Fettsäuren bestehen, können ergänzend eingesetzt werden, sollten aber quantitativ eine kleinere Rolle spielen. Bei Leinöl, Hanföl, Schwarzkümmelöl und anderen Ölen mit hohem Gehalt an empfindlichen mehrfach ungesättigten Fettsäuren ist eine lichtgeschützte und kühle Lagerung wichtig.

Der Irrtum der fettarmen Ernährung

Mit den seit den 1950er-Jahren veröffentlichen Thesen von Ancel Keys, denen zufolge zu viel Fett und vor allem zu viel gesättigtes Fett in der Ernährung Herzkrankheiten und Übergewicht verursachen sollen, begann einer der größten Irrwege, die der Mensch auf der Suche nach Gesundheit eingeschlagen hat. Ancel Keys hat von Beginn an Statistiken erheblich verfälscht, um seine Ideen zu untermauern.

Viele gesund und natürlich lebenden Völker, die bis ins hohe Alter von Herzkrankheiten, Krebs, Alzheimer und anderen degenerativen Erkrankungen fast vollständig verschont blieben, haben eine fettreiche Ernährung zu sich genommen, wie die ausgiebigen Forschungsreisen von Dr. Weston Price aufgezeigt haben. Die Ernährung auf südpazifischen Inseln besteht traditionell bis zu 60 Prozent aus Kokosnüssen und deren Produkten und ist somit sehr reich an gesättigten Fettsäuren. Die Einwohner leiden so gut wie nie an Herzerkrankungen.

Gut zu wissen

Manchmal findet man zum Thema Kokosöl die Aussage, dass dieses Produkt nicht in Rohkostqualität hergestellt werden könne. Das fettspaltende Enzym Lipase würde sonst die Haltbarkeit reduzieren. Dies trifft nur dann zu, wenn die Kokosnüsse nicht innerhalb von 72 Stunden nach der Ernte zu Öl verarbeitet werden, denn erst nach dieser Zeitspanne werden die Lipasen aktiviert. In manchen Herkunftsländern wie Sri Lanka steht bis heute keine Logistik für eine erntefrische Verarbeitung zur Verfügung. Aber der Wert von Kokosöl in Rohkostqualität liegt weit über dem eines Produkts, das aus erhitztem Kokosfleisch hergestellt wird. Halten Sie sich also an Erntefrisches in Rohkostqualität.

Der einzige Vorteil einer fettarmen Ernährung kann darin bestehen, dass sie frei von denaturierten Trans-Fettsäuren ist. Fett in der richtigen Form, mit einer hohen Zufuhr an MCFAs und einem quantitativ geringeren, aber hochwertigen Anteil an mehrfach ungesättigten Fettsäuren, spielt hingegen eine sehr wichtige Rolle für unsere Gesundheit.

Positive Wirkungen von Milchprodukten

Neben potenziellen Problemen können Milchprodukte auch positive gesundheitliche Wirkungen mit sich bringen. Milchfett ist eine sehr gute Quelle der wertvollen MCFAs und in dieser Hinsicht eine gute Ergänzung zu Kokosöl. Wenn die Tiere Gras und Heu fressen, enthält das Milchfett vor allem im Frühjahr und Sommer Vitamin K_2, das eine wichtige Rolle bei der Verteilung von Kalzium im Körper spielt, aber in der modernen Ernährung sehr selten geworden ist. Weiterhin enthält Milchfett von natürlich ernährten Tieren den Wulzen-Faktor, ein Enzym mit entzündungshemmenden Eigenschaften.

Manche Menschen, die Kuhmilcheiweiß generell nicht vertragen, bekommen seltsamerweise keine Symptome von H-Milch. Nun ist H-Milch an sich ein wirklich wertloses Produkt, aber sie kann durch Joghurt-Kulturen wieder belebt und tatsächlich zu einem gesundheitlich sehr vorteilhaften Lebensmittel umgewandelt werden.

Wer Joghurt mag und wirklich gesunden Joghurt selbst herstellen möchte, sollte sogar vorzugsweise H-Milch verwenden, weil diese bakterienfrei ist und so die Joghurt-Bakterien ungehindert ihre Arbeit tun können. Joghurt aus eigener Herstellung ist eine hervorragende Quelle probiotischer Bakterien, die für eine gesunde Darmflora sorgen und so das Immunsystem stärken.

Aus gesundheitlicher Sicht ist Butter in jedem Fall unbedenklich und eher positiv zu bewerten. Bei eiweißhaltigen Milchprodukten muss das Für und das Wider individuell abgewogen werden. Vielleicht werden Landwirte wieder mehr zu alten Rinderrassen zurückkehren und diese Tiere artgerecht halten. Das könnte Milch eines Tages wieder uneingeschränkt zum wertvollen Lebensmittel machen.

Genuss und Körpergefühl in der gesunden Ernährung

Gesundes Essen kann gut schmecken – diese Aussage hört man von Vertretern diverser Ernährungssysteme immer wieder. Ich würde einen Schritt weiter gehen und sagen: Eine nachhaltig gesunde Ernährung muss gut schmecken, denn Essen, das schlecht schmeckt, macht auf Dauer krank. Ein Großteil des Geschmacksempfindens wird über den Geruchssinn verarbeitet und der Geruchssinn hat direkte starke Auswirkungen auf das limbische System des Gehirns, das unsere emotionalen Reaktionen reguliert. Wir alle kennen das unmittelbare Wohlgefühl durch schöne Düfte und der Ekel, der durch Gestank ausgelöst wird. Geschmack wirkt ebenso direkt auf unser Gehirn und damit auch auf die Ausschüttung von Neurotransmittern und Hormonen. Wenn wir auf Dauer Essen zu uns nehmen, das nicht gut schmeckt, bewirkt das einen Stressreiz in unserem Gehirn.

Vor einigen Jahren gab es eine Statistik, dass Deutsche für eine Mahlzeit durchschnittlich 17 Minuten Zeit aufwenden – inklusive Einkauf, Zubereitung und Abwasch. Eine traurige

Gut zu wissen

Wer Joghurt mag, kann der eigenen Gesundheit einen echten Dienst mit selbst hergestelltem Joghurt auf der Basis moderner Forschung erweisen. Marco Spielau, Ernährungswissenschaftler der Universität Halle, hat auf der Grundlage seiner Forschung zu probiotischen Bakterien eine besonders hochwertige Joghurt-Kultur entwickeln können. Ein mit diesen Kulturen hergestellter Joghurt enthält etwa 600-mal mehr probiotische Bakterien für eine gesunde Darmflora als ein gekaufter Joghurt.

Statistik, wenn man bedenkt, dass ein solches Essen kaum als sehr genussvoll erlebt werden kann. Mit Herz bei der Sache zu sein, wenn man die Nahrung zubereitet und zu sich nimmt, die immerhin unser Leben erhält und zur Substanz unseres Körpers wird, sollte kein Luxus, sondern normal sein. Neben den vielen wichtigen Fakten rund um den gesundheitlichen Wert bestimmter Lebensmittel oder Ernährungssysteme ist auch die Fähigkeit, sich von Nahrung wirklich nähren zu lassen, sehr wichtig. Gute Lebensmittel und Nahrungsergänzungsmittel, eine bewusste Gestaltung der Mahlzeiten im Verlauf des Tages in Verbindung mit einer entspannten Haltung beim Essen, all diese Elemente machen eine Ernährung nachhaltig wertvoll.

Mit Mitochondrien-Power durch den Tag

Die Gestaltung eines Rhythmus, der dem Bedürfnis der Mitochondrien sowohl nach Regeneration als auch nach Versorgung mit gesunden Makro- und Mikronährstoffen gerecht wird, ist die Grundlage für ihre gesunde Funktion. Ein Tagesablauf könnte wie folgt aussehen:

Beginnen Sie Ihren Tag mit einem warmen ungesüßten Getränk. Süßer Geschmack suggeriert dem Gehirn die Aufnahme von Kohlenhydraten, was zu einer Drosselung der Fettverbrennung führt, die wir aber gerade am Morgen ankurbeln wollen. Wenn Sie Kaffee oder Tee trinken, achten Sie auf Bio-Qualität, denn Kaffee- und Teesträucher neigen dazu, Giftstoffe aus dem Boden besonders konzentriert aufzunehmen, und daher ist Bio-Qualität hier sehr wichtig. Nehmen Sie hochwertige Nahrungsergänzung zu sich , die Ihren persönlichen Bedürfnissen entspricht.

Wenn Sie auf diese Weise gut hydriert und mit Mikronährstoffen versorgt sind, lassen Sie Ihren Körper so lange ohne Essen auskommen, wie es sich belebend und gut anfühlt. Falls Sie Heißhunger bekommen, der Sie eher nach Süßigkeiten als nach richtiger Nahrung schielen lässt, könnte es die bessere Option sein, ein bis zwei Minuten eine Atemübung zu machen oder etwas Kräutertee zu trinken, als dem Hunger nachzugeben. Manchmal ist Heißhunger auch fehlinterpretierter Durst und manchmal ist er einfach ein Ungleichgewicht im Nervensystem, das schon durch eine kurze bewusste Atmung wieder reguliert werden kann.

Wenn es Ihre Zeit erlaubt, absolvieren Sie – ohne vorher zu essen – Körperübungen: Yoga, Qigong, Pilates, Joggen, Kraftübungen mit dem eigenen Körpergewicht oder was immer Ihnen Spaß macht.

Sorgen Sie dafür, dass Sie tagsüber einen grünen Smoothie und rohe Fette in Form von Zubereitungen aus Kokosöl, Kokosmus, eventuell Rohmilchbutter, frischen Nüssen, Hanfsamen usw. zur Verfügung haben. Lassen Sie echten Hunger zu, solange Sie diese Phase genießen möchten oder bis Sie spüren, dass Sie gereizt oder unkonzentriert werden. Dann nehmen Sie einen grünen Smoothie langsam, Schluck für Schluck zu sich und speicheln Sie jeden Schluck gut ein. Es ist eine Mahlzeit, kein Getränk. Die Nahrung muss kurz im Mund verweilen, damit das Gehirn die Verdauungsorgane optimal darauf einstellen kann, was an Aufgabe auf sie zukommt. Lassen Sie nach dem grünen Smoothie etwas Zeit vergehen, um zu spüren, ob Ihr Körper ausreichend versorgt ist.

Tipp: Wenn Sie den grünen Smoothie morgens zubereiten und erst später essen, lagern Sie ihn lichtgeschützt, aber nicht im Kühlschrank.

Im weiteren Verlauf des Tages können Sie eine Zubereitung aus rohen Fetten auf der Basis von Kokosöl, Kokosmus oder Rohmilchbutter essen. Diese drei Fettquellen sind beliebig austauschbar und kombinierbar, ganz nach Geschmack und Verfügbarkeit. Auch Nahrungsergänzung kann weiterhin während des Tages genutzt werden, um den Körper mit Mikronährstoffen zu versorgen.

Abends können Sie sich eine größere Mahlzeit genehmigen, aus frischen und möglichst biologisch angebauten Lebensmitteln. Eine frische Küche ist ein erheblicher Beitrag zur Lebensqualität und verbindet uns mit den Lebensmitteln, sodass wir sie als solche wahrnehmen können. Das Zubereiten frischer Speisen mit Freude und Wertschätzung für die Geschenke der Natur und unseren Körper ist ebenso wichtig für unser Wohlbefinden wie die Auswahl der Produkte.

Mit diesem Tagesablauf kommen wir der natürlichen Veranlagung unserer Mitochondrien und unseren Zyklen von Aktivität und Regeneration entgegen. Eine Phase ohne Nahrung, aber mit Flüssigkeit und Mikronährstoffen durch Nahrungsergänzung macht uns wach und leistungsfähig und ermöglicht regenerative Prozesse, in denen Sirtuine den Erhalt gesunder Mitochondrien und Zellen fördern. Auch die zelluläre Entgiftung durch Autophagie wird so unterstützt. Grüne Smoothies und rohe Fette versorgen uns tagsüber mit Energie und Nährstoffen, ohne die Verdauung zu belasten und die berüchtigte Nachmittagsmüdigkeit zu verstärken. Mit unbelasteten Verdauungsorganen können wir dann, wenn unser Tagwerk getan ist, Essen genießen, das eine Entspannungsreaktion hervorruft, und den Tag ausklingen lassen.

REZEPTE

Die Rezepte sollten nicht als starre Vorgaben, sondern eher als Anregungen für eigene Kreationen verstanden werden. Gern können Sie Zutatenliste und Mengen Ihren eigenen Bedürfnissen anpassen.

GRÜNE SMOOTHIES

Zubereitung für alle grünen Smoothies: Zuerst das Grün kurz waschen und in den Mixer geben. (Das Grün als erste Lage im Behälter vereinfacht den Mixvorgang.) Darauf das klein geschnittene Obst legen, nach Wunsch ein Stückchen Kurkuma oder Ingwer und 1 Spritzer Zitronensaft hinzufügen. Die richtige Konsistenz des grünen Smoothies wird durch die Zugabe von gefiltertem Wasser erzielt. Auf höchster Stufe etwa 1 Minute lang pürieren. Fertig!

Birnchen Olivia

1 Handvoll Spinat
1 Handvoll Feldsalat
3 kleine Birnen
¼ Banane
Saft und Schale von 1 Bio-Zitrone
1 Stückchen Ingwer
gefiltertes Wasser

Cremig grün

1 Handvoll Spinat
1 Handvoll Postelein
2 Äpfel
½ Avocado und ½ Banane
Saft und Schale von 1 Bio-Zitrone
1 Stückchen Ingwer
gefiltertes Wasser

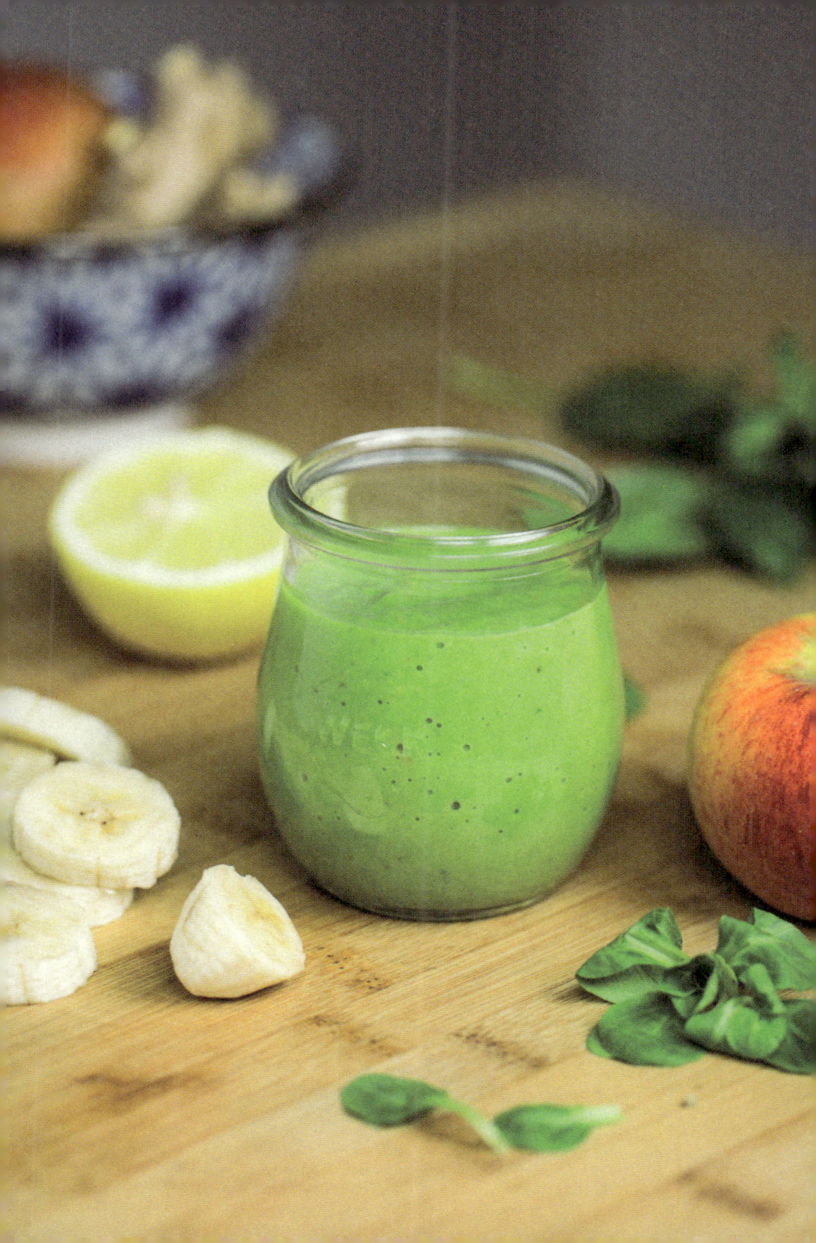

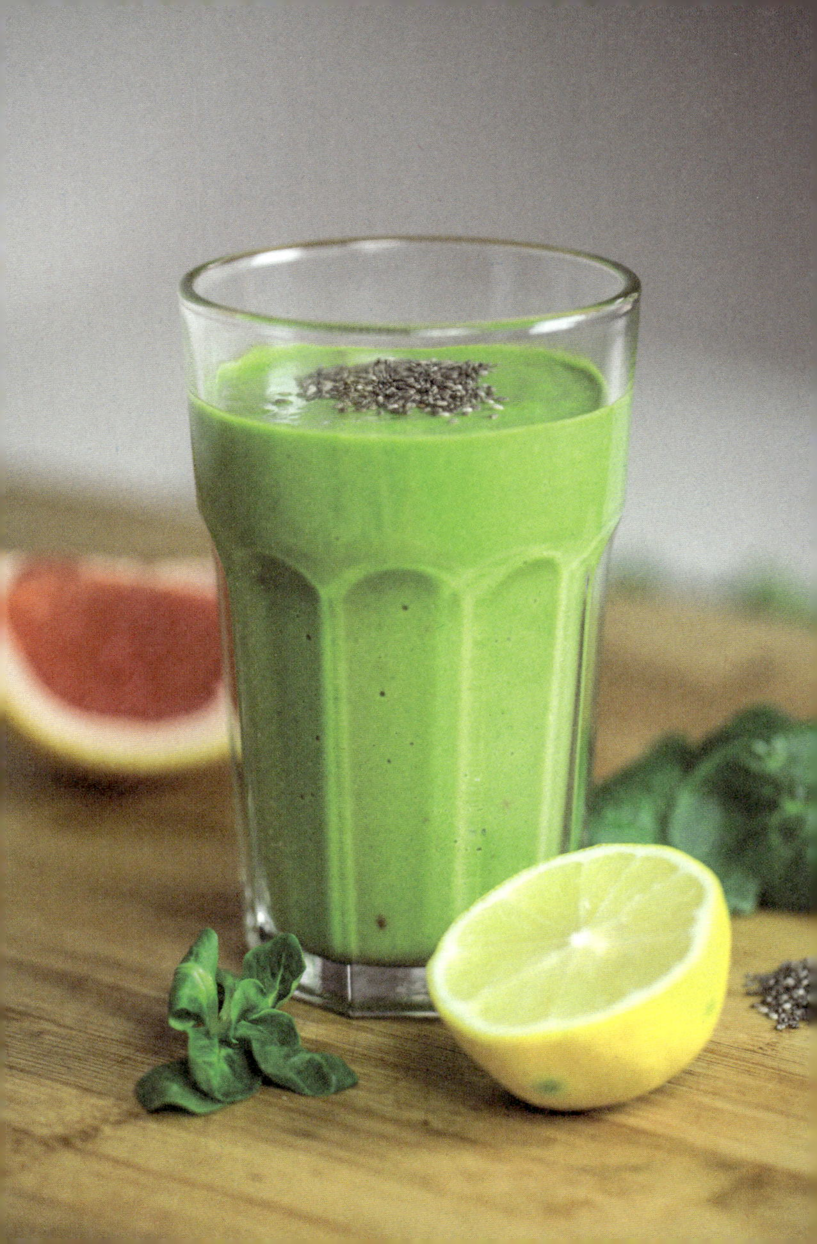

Winter-Smoothie

1 Handvoll Schwarz- oder Grünkohl
1 Handvoll Friséesalat
1 Birne
1 kleiner Apfel
½ Banane
1 Orange
gefiltertes Wasser

Paradies-Smoothie

1 Handvoll Pak Choi
1 Handvoll Spitzkohl
1 Mango
½ Maracuja
½ Banane
Zitronensaft
gefiltertes Wasser

Sanfte Frische

2 Handvoll Spinat
½ Honigmelone
Zitronen- und Limettensaft
gefiltertes Wasser

Fountain of Smooth

1 Handvoll Spinat
etwas Petersilie
etwas Staudensellerie
1 großer Apfel
½ Gurke
1 Scheibe Bio-Zitrone mit Schale
1 Stückchen Ingwer
gefiltertes Wasser

Trauben-Elixier

1 Handvoll Schwarzkohl und Spinat
1 Avocado
½ Gurke
1 Handvoll Trauben mit Kernen
Limettensaft
gefiltertes Wasser

Glückliche Grapefruit

1 Handvoll Feldsalat
½ Handvoll Grünkohl
1 Apfel
1 Grapefruit
¼ Banane
Zitronensaft
gefiltertes Wasser

Vitamin-Smoothie

1 Handvoll Salate der Saison
½ Handvoll Möhrenkraut
½ Bio-Zitrone mit Schale
½ Grapefruit
3 Clementinen
¼ Banane
gefiltertes Wasser

ZUBEREITUNGEN MIT ROHEN FETTEN

Einfach himmlisch

1 Avocado
2 Orangen
2 EL Kokosöl
Zitronensaft

Zubereitung: Avocado halbieren, Kern und Schale entfernen. Orangen schälen und vierteln. Avocado und Orangen zusammen mit Kokosöl in den Mixer geben und cremig pürieren.

Nach Belieben mit Zitronensaft abschmecken.

Pures Vergnügen

1 Banane
Saft von 1 Zitrone oder Orange
2 EL Kokosmus
2 rohe Eier
Vanille, Zimt, Kardamom

Zubereitung: Die geschälte Banane mit dem Saft der Zitrone oder Orange und Kokosmus in den Mixer geben. Eier aufschlagen und dazugeben. Cremig pürieren und nach Wunsch mit Vanille, Zimt und Kardamom abschmecken.

Schokoladige Nuss-Milch

1 Handvoll Mandeln
2–3 Medjool-Datteln, entkernt
3 EL rohes Kakaopulver
1 EL Carobpulver
2 EL Kokosöl
Kokosblütenzucker
Vanille
Himalajasalz
gefiltertes Wasser

Zubereitung: Mandeln über Nacht in Wasser einweichen. Am nächsten Tag das Wasser abschütten, die Mandeln kurz abspülen und mit den Datteln in den Mixer geben. Kakao, Carobpulver und Kokosöl hinzufügen. Pürieren. Mit Kokosblütenzucker, Vanille und Salz abschmecken.

Für die richtige Konsistenz Wasser zugeben.

Winterliche Nuss-Milch

1 Handvoll Mandeln, Haselnüsse oder Paranüsse
2–3 Medjool-Datteln, entkernt
2 EL Kokosöl
Zimt, Kardamom, Muskat, Anis, rosa Pfeffer
Vanille
Himalajasalz
gefiltertes Wasser

Zubereitung: Die Nüsse mehrere Stunden einweichen, danach abspülen, mit den Datteln und dem Kokosöl in den Mixer geben und pürieren. Dabei zuerst wenig Wasser und allmählich mehr Wasser hinzufügen, bis die gewünschte Konsistenz erreicht ist. Mit den Gewürzen abschmecken und nach Wunsch auf dem Herd leicht erwärmen.

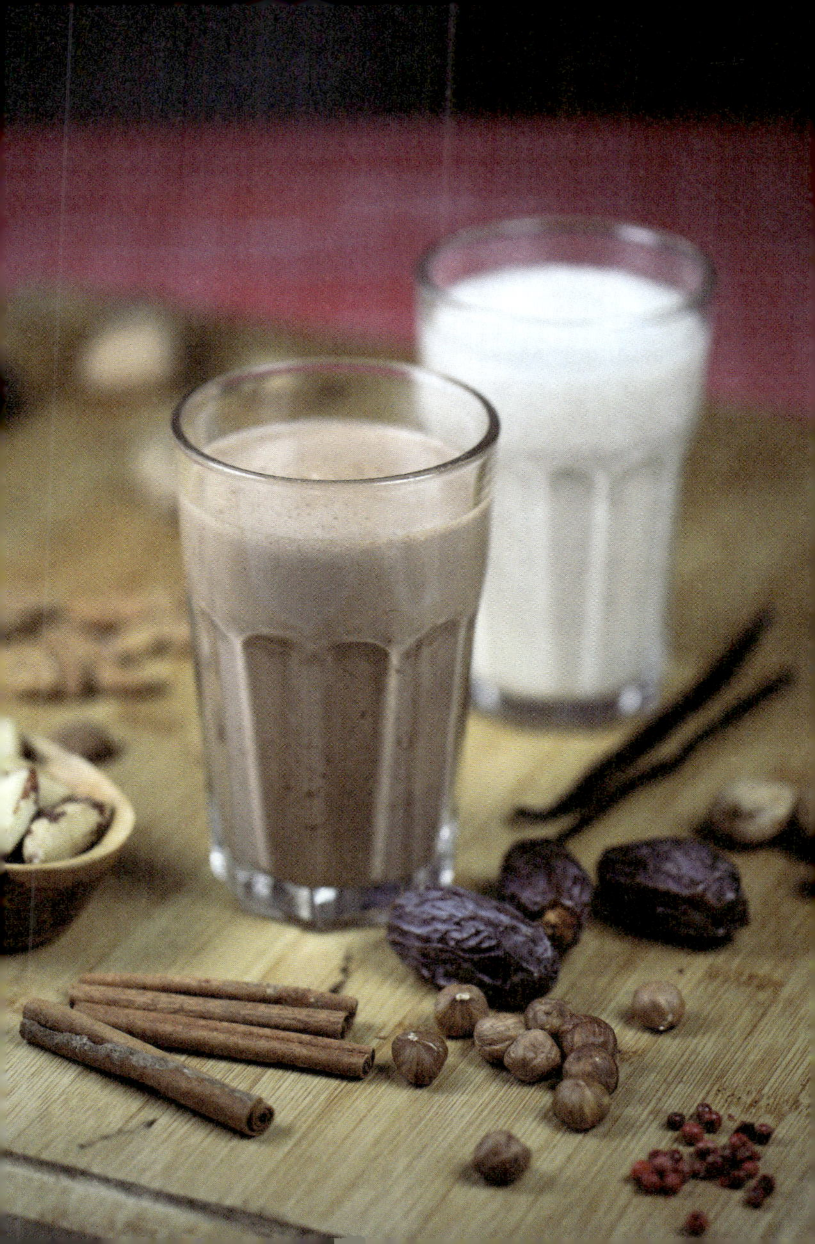

Hanfsamen-Nussmilch (Protein-Shake)

3 EL geschälte Hanfsamen
2 EL Maca
2 EL Lucuma
2 EL Kokosmus
2 EL Kokosblütenzucker
Vanille, Himalajasalz
gefiltertes Wasser

Zubereitung: Alle Zutaten im Mixer pürieren, bis die gewünschte Konsistenz erreicht ist. Nach Belieben mit Salz abschmecken.

Für eine Extraportion Protein kann man noch ein rohes Ei hinzufügen.

Kakao-Dip

4 EL Kokosöl
3 EL Kakao
2 EL Kokosblütenzucker
Vanille, Zimt, Himalajasalz

Zubereitung: Das Kokosöl im Wasserbad erwärmen und flüssig werden lassen, mit Kakao und Kokosblütenzucker glatt rühren und mit Vanille, Zimt und Salz abschmecken. Das Glattrühren ist einfacher, wenn man den Kokosblütenzucker zuvor im Mixer zu Puderzucker verarbeitet.

Lieblingsobst in die Schokosauce dippen und lächeln.

Coconut Chai Milk

3 EL geschälte Hanfsamen
2–3 Medjool-Datteln, entkernt
2 EL Kokosöl
1 EL Kokosmus
Masala-Chai-Gewürz
Zimt
Maca
Himalajasalz
gefiltertes Wasser

Zubereitung: Alle Zutaten im Mixer verarbeiten, mit den Gewürzen abschmecken und auf dem Herd kurz erwärmen.

Wunderbar weich und cremig.

Coco-Porridge

2 EL Haferflocken
¼ l gefiltertes Wasser
1 Apfel
Vanille, Zimt
Kokosblütenzucker oder Honig
2 EL Kokosmus

Zubereitung: Haferflocken mit dem Wasser unter Rühren köcheln lassen, bis eine cremige Konsistenz entstanden ist. Vom Herd nehmen, abkühlen lassen, nach Wunsch Apfel darunterreiben, mit Gewürzen abschmecken, süßen.

Zum Schluss Kokosmus unterheben. Kurz warten, bis das Mus zerlaufen ist, und genießen.

Beerenmüsli

saisonales Obst nach Wunsch
geschälte Hanfsamen und/oder rohe gekeimte Haferflocken goldener Leinsamen
1 TL Kokosflocken oder Kokosmus
Korinthen, Rosinen, Cranberrys oder Maulbeeren in Rohkostqualität
2 Medjool-Datteln, entkernt
Zitronen- oder Orangensaft
Bienenpollen
Salz, Vanille

Zubereitung: Das Obst klein schneiden, mit den übrigen Zutaten in eine große Schüssel geben und vermengen. Frisch gepressten Zitronen- oder Orangensaft darübergießen. Mit Salz, Vanille und nach Wunsch Kokosblütenzucker abschmecken. Je nach Saison mit Beerenfrüchten dekorieren.

Kaki-Mandel-Creme

2 reife Kakis
1 Handvoll rohe, zuvor eingeweichte und abgespülte Mandeln
2 EL Kokosöl
2 Medjool-Datteln, entkernt
Vanille, Zimt, Salz

Zubereitung: Die Kakis mit den Mandeln, dem Kokosöl und den Datteln im Mixer cremig pürieren und mit den Gewürzen abschmecken.

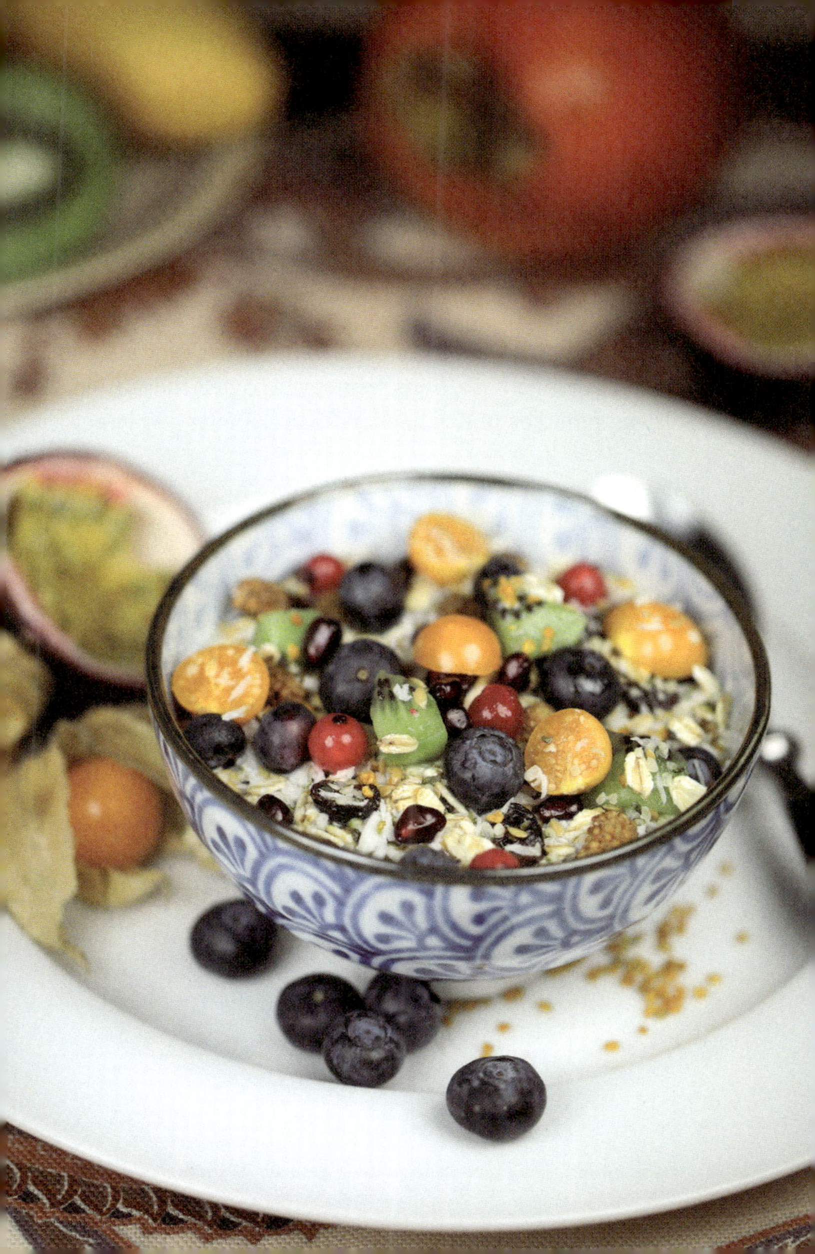

Koriander-Guacamole

1 EL Kokosöl
1 reife Avocado
Saft einer ½ Zitrone
Himalajasalz
gehacktes Korianderkraut
schwarzer oder rosa Pfeffer
nach Wunsch gehackter frischer Knoblauch

Zubereitung: Das Kokosöl leicht erwärmen, mit Avocado und Zitronensaft (und nach Wunsch Knoblauch) glatt rühren. Mit Salz abschmecken und mit Koriander und Pfeffer garnieren.

Herzhafter Dip

1 Handvoll Cashewkerne
2 EL Kokosöl
1 TL Hefeflocken
1 Spritzer Zitronensaft (nach Geschmack mehr)
Salz, Pfeffer, Zitronensaft, Miso

Zubereitung: Die Cashewkerne über Nacht einweichen, am nächsten Tag das Wasser abgießen und die Kerne abspülen. Mit Kokosöl, Hefeflocken, etwas Miso und Zitronensaft pürieren, bis eine cremige Konsistenz entsteht. Mit Salz, Pfeffer und noch einmal mit Zitronensaft abschmecken.

Gemüse hineindippen, lecker!

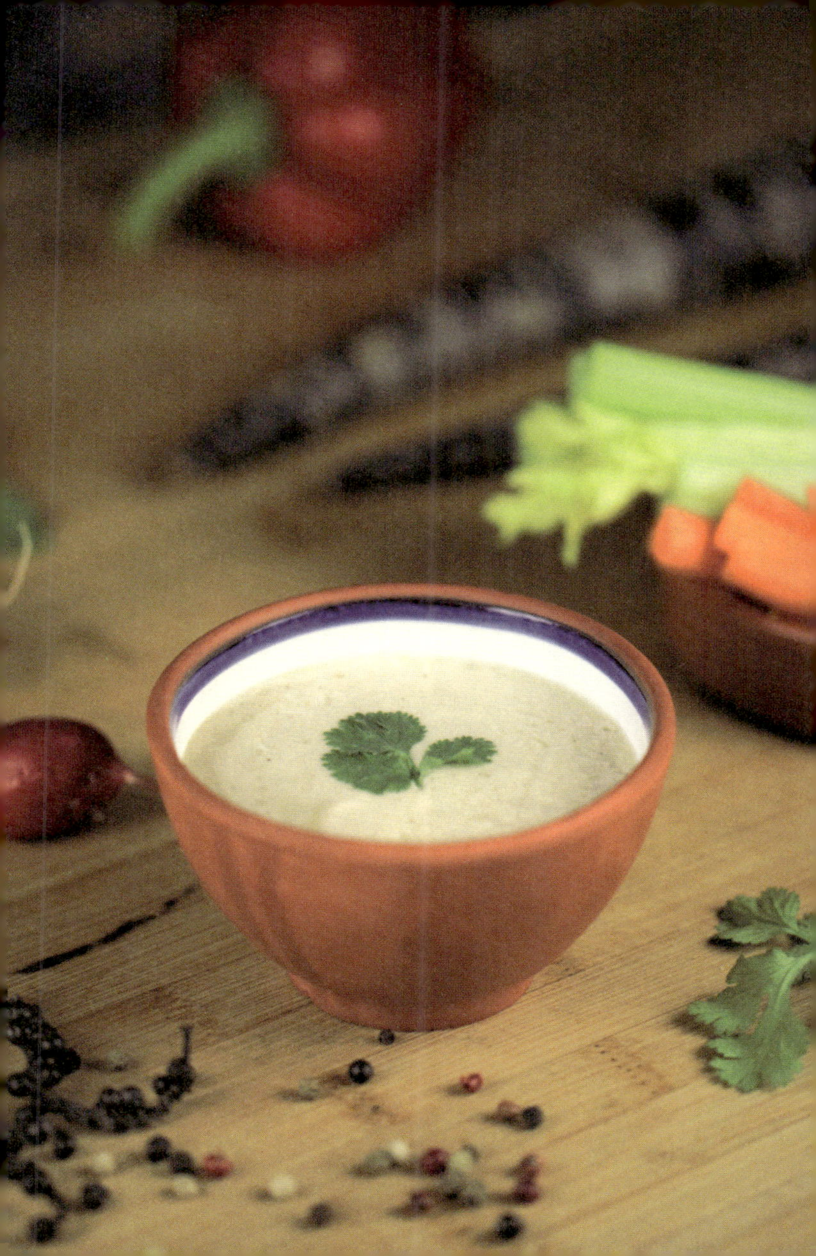

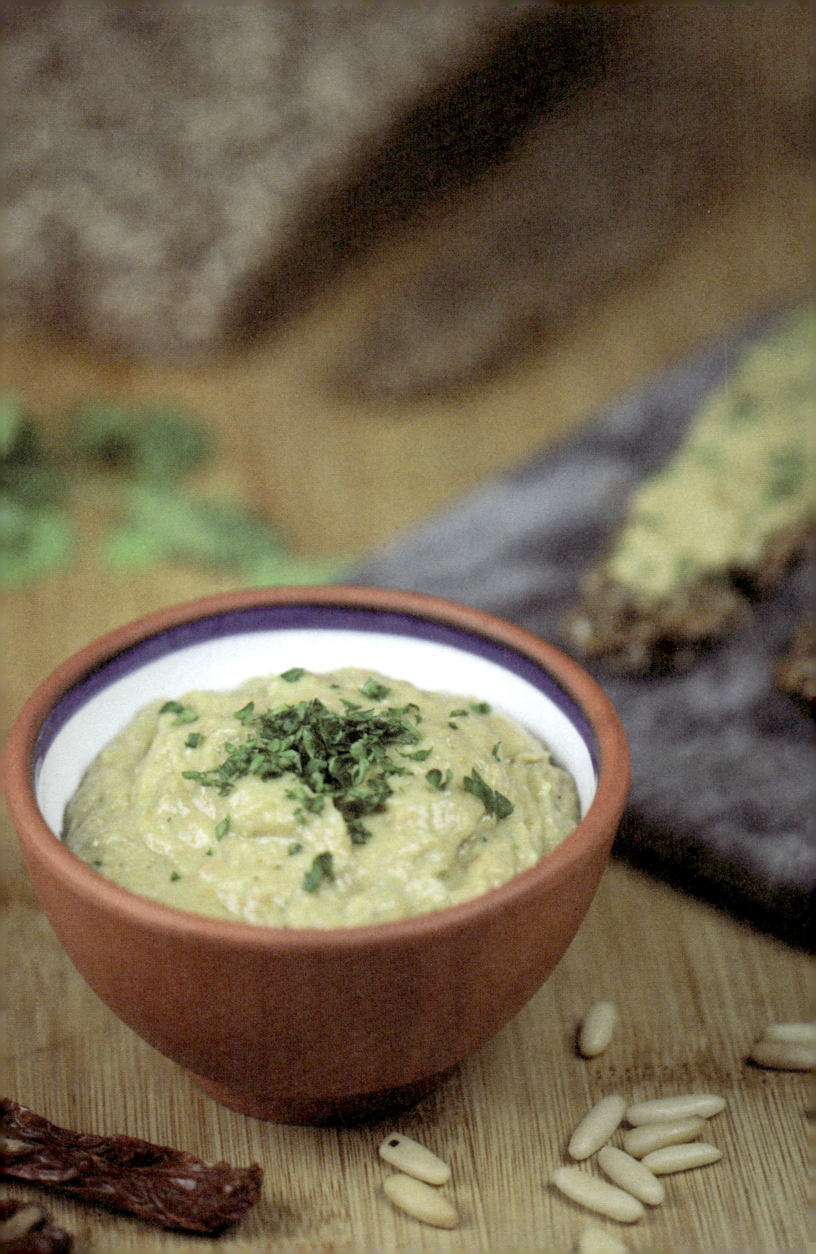

Salatsauce

4 EL Kokosöl
frische Gartenkräuter
Zitronensaft
Salz, Pfeffer und Hefeflocken

Zubereitung: Kokosöl im Wasserbad erwärmen und flüssig werden lassen. Gartenkräuter hacken und dazugeben. Mit Salz, Pfeffer, Zitronensaft und Hefeflocken abschmecken.

Kokos-Brotaufstrich

Fleisch von 1 Avocado
2 EL Kokosöl
4 getrocknete Tomaten, gehackt
frische Kräuter
Salz, Pfeffer, Zitronensaft
rohe Zedernnüsse

Zubereitung: Die Zutaten je nach Wunsch fein oder grob im Mixer pürieren. Abschmecken. Mit den Zedernnüssen dekorieren.

Anhang 1

Energetisierte Nahrungsergänzung für die Mitochondrien

Nahrung ist nicht nur eine Ansammlung chemischer Substanzen, sondern vor allem ein Träger von Lebensenergie. Die Physik hat bereits seit den 1920er-Jahren das Wechselspiel zwischen Materie und Energie erforscht und damit unser Bild von scheinbar fester Materie ins Wanken gebracht. Unsere Lebensmittel und unsere Körperzellen sind energetische und materielle Gebilde und die Harmonie, Stärke und Kohärenz der Lebensenergie ist für unsere Gesundheit ebenso ausschlaggebend wie eine gute Versorgung mit Mikro- und Makronährstoffen.

Eine optimale Nahrungsergänzung für moderne Menschen hängt von zwei Aspekten ab:

1. Nahrungsergänzung sollte sowohl nach biochemischen wie auch nach energetischen Gesichtspunkten gestaltet werden. So wie Homöopathie, Akupunktur und viele andere bewährte ganzheitliche Heilverfahren die feinstoffliche Lebensenergie des Menschen ansprechen, liefert eine optimale Nahrungsergänzung nicht nur Mikronährstoffe, sondern auch Lebensenergie.
2. Nahrungsergänzung sollte den speziellen Anforderungen, die das Leben im digitalen Zeitalter mit sich bringt, gerecht werden. Dies bedeutet vor allem, dass Nahrungsergänzung den Körper wirksam dabei unterstützt, niedrigschwelligen Stress

Mikronährstoffe für Mitochondrien

- Vitamine B_1, B_2, B_6 werden benötigt, um Pyruvat, Fettsäuren und Ketone in die Mitochondrien einzuschleusen.
- Magnesium wird als Katalysator in Enzymen benötigt, die Pyruvat, Fettsäuren oder Ketone aufspalten.
- Magnesium wird ebenfalls benötigt, um Kalziumablagerungen in den Mitochondrien vorzubeugen.
- Zink ist ein notwendiges katalytisches Element in vielen Enzymen, ähnlich wie Magnesium.
- Silizium ist ein wichtiges Element für die elektrische Leitfähigkeit innerhalb der Mitochondrien.
- Antioxidantien sind notwendig, um die massive Bildung freier Sauerstoffradikale, die am Ende des Elektronentransfers in den Mitochondrien entstehen, aufzufangen.
- Proteasen wie Papain und Bromelain sind wichtig, weil im Mitochondrien-Stoffwechsel zwangsläufig geschädigte Proteine auftreten, die Entzündungen und viele Stoffwechselstörungen hervorrufen würden. Diese Proteine werden durch Autophagie entsorgt. Autophagie wird durch kraftvolle Proteasen wie Papain und Bromelain erheblich gefördert.

durch Elektrosmog, Umweltbelastungen und die hohe Informationsdichte des heutigen Lebens zu bewältigen.

Aus diesen Überlegungen wurde in Zusammenarbeit mit der Firma *Oiaio* eine neuartige Form der Nahrungsergänzung entwickelt. Die Serie von fünf Produkten besteht aus hochwertigen Mikronährstoffe, die mit einer besonderen Methode energetisiert sind. Dadurch können sie von unserem Organismus besonders gut verwertet werden.

Mitochondrien

Dieses Produkt ist in besonderer Weise geeignet, die Mitochondrien, die heute durch niedrigschwelligen Stress überbelastet sind, zu schützen und ihren erhöhten Mikronährstoffbedarf abzudecken. Es enthält folgende Zutaten:

Moringa

Moringa ist ein Superfood, das diese Bezeichnung auch wirklich verdient. Der Moringa-Baum wird in der ayurvedischen Medizin in zweierlei Hinsicht als Besonderheit angesehen:

Alle seine Bestandteile haben heilkräftige Wirkungen auf den Menschen.

Moringa-Blätter gelten als Universaltonikum, das heißt, sie wirken bei allen Menschen, unabhängig von individuellen Gegebenheiten, vitalisierend und stärkend. Sie weisen unter allen Lebensmitteln und Superfoods die höchste Konzentration an Mikronährstoffen auf.

Moringa ist

- antioxidativ. Kein anderes bekanntes Lebensmittel oder Superfood hat einen höheren Gehalt an Antioxidantien. Daher ist Moringa besonders effektiv für den Schutz der Mitochondrien;

- immunstärkend und antiparasitär. Als einzige bekannte Nahrungspflanze enthält Moringa eine Substanz namens Pterygospermin. Sie wirkt außergewöhnlich kraftvoll gegen schädliche Bakterien und Pilze und hilft unserem Immunsystem bei der Entsorgung solcher ungebetenen Gäste.
- adaptogen: Je nach den individuellen psychophysischen Voraussetzungen liefert Moringa die passende Unterstützung bei der Stressbewältigung und der Regulation des Hormonhaushalts.

Reishi

Reishi ist ein Heilpilz, der in der Traditionellen Chinesischen Medizin wegen seiner verjüngenden, vitalisierenden und immunstärkenden Eigenschaften geschätzt wird. Reishi enthält wichtige Polysaccharide wie z. B. Glucane, die die Regeneration von Zellmembranen und einen ausgeglichen Insulinhaushalt fördern. Neben wichtigen Mikronährstoffen wie verschiedenen Vitaminen und Zink ist Reishi die konzentrierteste natürliche Quelle von organischem Germanium, einer sehr seltenen und heilkräftigen Mineralstoffverbindung. Das Wasser des Ganges reinigt sich auf eine unglaublich effektive Art selbst und bleibt unbegrenzt lang frisch. Vor einigen Jahren wurden ungewöhnlich hohe Konzentrationen an Germanium darin nachgewiesen, womit es erstmals möglich war, die phänomenale Selbstreinigung des Ganges wissenschaftlich zu erklären. Die Wirkungen des Germaniums kommen unserem Körpermilieu ebenso zugute.

Vitamin-B-Komplex aus Quinoa

Damit Nährstoffe in die Mitochondrien gelangen, brauchen wir hohe Konzentrationen an B-Vitaminen. Raffinierter Zucker in der Ernährung und vor allem der erhöhte Energiebedarf durch Stress führen dazu, dass heutzutage die meisten Menschen einen Mangel an B-Vitaminen aufweisen. Es ist also eine gute Idee, B-Vitamine zu supplementieren, aber die meisten handelsüblichen Produkte enthalten synthetische Formen, die nie so wirksam sind wie die natürlichen. Die natürlichen B-Vitamine aus Quinoa erleichtern den Mitochondrien ihre Arbeit ganz erheblich. Das Nervensystem wird so robuster im Umgang mit Stress und die Übersäuerung des Körpers wird reduziert, weil B-Vitamine dafür sorgen, dass Pyruvat in die Mitochondrien transportiert werden kann, anstatt im Körper als Säurekomplex Ärger zu machen.

OPC

Mit OPC (*Oligomere Proanthocyanidine*) wird ein besonders kraftvolles Antioxidans aus Traubenkernen bezeichnet. Es ergänzt die antioxidativen Wirkungen von Moringa und die regenerationsfördernden Eigenschaften von Reishi auf ideale Weise.

Magnesium

Unser Körper benötigt Kalzium und Magnesium in einem Verhältnis von etwa 2 : 1. Die moderne Ernährung ist jedoch stark kalziumlastig, darüber hinaus kann Magnesium aus vielen Lebensmitteln nicht sehr gut resorbiert werden. Deshalb gehen Experten wie Dr. Marc Sircus von einem generellen Magnesiummangel in der Bevölkerung aus. Unsere Mitochondrien benötigen Magnesium für den Energiestoffwechsel, bei einem Mangel kann es leicht zu Verkalkungen in den Mitochondrien kommen. Dr. Sircus hat in vielen Jahren ärztlicher Praxis erlebt, wie zusätzliches Magnesium die Mitochondrienfunktion verbessert, den Körper vor Herz-Kreislauf-Erkrankungen schützt und die Regenerationsfähigkeit und Stressresilienz erhöht.

Dolomit

Dolomit wird in ca. 400 Metern Tiefe abgebaut und besteht aus den Schalen von Muscheln und Krustentieren vergangener Zeiten. Das Mineralstoffspektrum von Dolomit entspricht in idealer Weise den menschlichen Bedürfnissen. Dolomit hilft einer Übersäuerung vorzubeugen oder sie zu beheben. Die kristalline Struktur macht es zu einem idealen Träger für die Biophotonenenergie, mit der das Produkt angereichert wird.

Kurkuma

Curcumine sind kraftvolle antientzündliche Wirkstoffe der Gewürzpflanze Kurkuma. Während Gewürzkurkuma nur 15 Prozent Curcumin enthält, weist das in *Mitochondrien* verwendete Kurkuma einen Curcumingehalt von 95 Prozent auf. Einer der Pioniere der Mitochondrien-Medizin, Dr. Heinrich Kremer, empfiehlt Kurkuma als Standardprodukt für alle Menschen, die gesund bleiben oder werden wollen. Dr. Kremer hat Außergewöhnliches in der Erforschung des gestörten Mitochondrienstoffwechsels geleistet und Kurkuma betrachtet er als unverzichtbar für die Heilung der Mitochondrien. Bei allen entzündlichen Erkrankungen gilt Kurkuma ebenfalls als besonders wertvoll.

Diese Zusammensetzung macht das Produkt *Mitochondrien* zur umfassenden Basisversorgung für einen gesunden Energiestoffwechsel. Wenn man nur ein einziges Nahrungsergänzungsmittel zu sich nehmen möchte, ist man mit *Mitochondrien* hervorragend versorgt. In Ergänzung zu einer Ernährung aus naturbelassenen, frischen Lebensmitteln kann *Mitochondrien* wertvolle Dienste für eine nachhaltige Gesundheit und Vitalität leisten.

Darm – Immunsystem

Der Schlüssel zur Gesundheit liegt im Darm – diesen Satz liest man häufig in der Literatur zur ganzheitlichen Medizin. Im Dünndarm liegt unser Bauchhirn, ein neuronales Netz, das eine entscheidende Rolle für unser emotionales Gleichgewicht spielt. Sowohl der „Wohlfühl"-Neurotransmitter Serotonin wie auch körpereigene Benzodiazepine, also Beruhigungsmittel, werden hier produziert. Im Dickdarm findet sich die Darmflora, ein komplexes Biotop aus lebenswichtigen Mikroorganismen, die unser Immunsystem wesentlich mitgestalten und eine reibungslose Passage der Nahrungsreste bewirken. Doch Dünndarm und Dickdarm des modernen Menschen sind oft beeinträchtigt durch Entzündungen, Leaky Gut (Perforierungen der sehr dünnen Dünndarmschleimhaut) und eine gestörte Darmflora mit einer übermäßigen Ausbreitung schädlicher Bakterien und Pilze wie Candida albicans. Darmreinigungen und Darmsanierungen stehen deshalb in der ganzheitlichen Medizin hoch im Kurs. *Darm – Immunsystem* kann hierbei wertvolle Dienste leisten. Dieses Produkt enthält folgende Zutaten:

Baobab

Die Frucht des afrikanischen Affenbrotbaums ist ein echter Gewinn für die Darmgesundheit des Menschen. Sie enthält zu gleichen Teilen lösliche und unlösliche Ballaststoffe und diese Ausgewogenheit ist entscheidend. Unlösliche Ballaststoffe sind in vielen natürlichen Lebensmitteln vorhanden, aber für eine umfassende regenerative Wirkung ist auch die lösliche Variante notwendig. Die löslichen Ballaststoffe binden Mikronährstoffe im Magen, sodass sie nicht durch die Dünndarmschleimhaut ins Blut wandern, sondern den gesamten Darm passieren. So kommen die stark antioxidativ wirkenden Polyphenole, die in Baobab enthalten sind, auch in den Dickdarm, um dort die Darmschleimhaut zu regenerieren und vor Schäden durch freie Radikale zu schützen. Außerdem ist Baobab ein wirksames Präbiotikum, eine sehr gute Nahrungsgrundlage für die probiotischen Bakterien, die wir im Dickdarm für unsere Gesundheit benötigen.

Weihrauchextrakt

Weihrauch oder Boswellia serrata enthält mit der Gruppe der Boswelliasäuren eine der stärksten antientzündlichen Substanzen der Pflanzenwelt. Die Kombination mit Baobab ermöglicht es den Boswelliasäuren, durch den gesamten Dünndarm und Dickdarm zu gelangen. Da Entzündungen in beiden Darmbereichen zu den Hauptproblemen im Verdauungstrakt gehören, ist diese Kombination besonders wertvoll. Nimmt man Weihrauch pur ein, kann dies gut gegen Entzündungen im Körper allgemein wirken, aber die gezielte Wirkung für den Darmtrakt ergibt sich aus der einfachen, aber genialen Kombination von Baobab und Weihrauch.

Moringa

Während Moringa in *Mitochondrien* dafür da ist, die Zellkraftwerke mit Mikronährstoffen zu versorgen, verbindet es sich in *Darm – Immunsystem* mit den löslichen Ballaststoffen von Baobab und wird so durch die gesamte Darmpassage geschleust. Die starken Antioxidantien und andere Mikronährstoffe, die in Moringa enthalten sind, helfen der Dickdarmschleimhaut, sich zu regenerieren, und der antiparasitäre Wirkstoff Pterygospermin bekämpft Candida albicans, Fäulnisbakterien und dergleichen in der Darmflora.

Weitere Zutaten wie Glucomannan, Acerola, Zink und Vitamin B_2 runden die Wirkung der Hauptzutaten ab und unterstützen die Bildung gesunder Darmschleimhäute.

Gehirn – Nervensystem

Auf der Suche nach einem Energiekick greifen Menschen gern zu stimulierenden Substanzen, natürlich vor allem Kaffee. Koffein ist in der Lage, die Nebennierenrinde zu aktivieren und so einen Schub an Adrenalin und Noradrenalin auszulösen. Gleichzeitig kann Koffein auch durchblutungsfördernd wirken. Kaffee hat aber auch zwei große Nachteile:

Das Koffein liegt aufgrund der Röstung von Kaffee in einzelnen Molekülen vor, die sehr schnell resorbiert werden. So gibt es einen abrupten Energieanstieg, der den Körper zu einer Gegenregulation anregt. Ähnlich wie ein zu schneller Anstieg des Blutzuckerspiegels den Körper schließlich in eine Unterzuckerung bringt, kann Kaffee zu einem Energiehoch und dann zu einem Energietief führen.

Eine verstärkte Mobilisierung der Nebennierenrinden verbraucht Mikronährstoffe, die Kaffee selbst nicht enthält. Langfristig kann dies eine Erschöpfung der Nebennieren aufgrund von Mangelerscheinungen fördern.

Kaffee führt also nur kurzfristig zu mehr Energie, beseitigt aber nicht das Problem, das den Energiemangel verursachte, sondern verstärkt es eher. Doch die nützliche Wirkung von Koffein kann dem Körper auch so zugeführt werden, dass Nebennieren und Mitochondrien nachhaltig in ihrer Funktion gestärkt werden und die erhöhte Energiebereitstellung keine Mangelerscheinungen zur Folge hat. Dafür wurde das Produkt *Gehirn – Nervensystem* entwickelt. Es enthält folgende Zutaten:

Guarana

Die Guarani-Indianer Südamerikas haben die Guarana-Samen traditionell als Energiespender genutzt. Guarana enthält Koffein, das an Gerbsäuren und andere komplexe Moleküle gebunden ist und dadurch langsamer resorbiert wird als Koffein aus Kaffee. Die Anregung der Nebennieren verläuft langsamer und wird deshalb vom Körper nicht mit einer Gegenregulation beantwortet.

Ashwagandha

Diese Pflanze wird in der ayurvedischen Medizin erfolgreich bei körperlicher und mentaler Erschöpfung eingesetzt. Sie kann auch bei Schlafstörungen hilfreich sein, ohne den Körper müde oder schläfrig zu machen. Ihr Gehalt an speziellen Alkaloiden und Whitanoliden verleiht Ashwagandha eine ausgleichende Wirkung auf den Hormonhaushalt und die Funktion der Nebennieren. Ist die Produktion an Stresshormonen zu hoch, hilft Ashwagandha dabei, den Pegel zu senken. Stehen zu wenige Stresshormone zur Verfügung, wie bei starker Erschöpfung, regt Ashwagandha die Produktion an.

Maca

Die Maca-Wurzel ist ein traditionelles Nahrungs- und Stärkungsmittel in Südamerika. Maca wächst in sehr unwirtlichen Bergregionen und zieht in einem unglaublichen Ausmaß Mineralstoffe aus dem Boden, um den harten Umweltbedingungen zu trotzen. Maca enthält vor allem Zink und Jod in für uns gut verfügbarer Form, B-Vitamine und Aminosäuren. Doch besonders wertvoll und im Pflanzenreich einzigartig ist der Gehalt an Sterolen, pflanzlichen Verwandten vieler menschlicher Hormone. Offensichtlich kann Maca die körpereigene Hormonproduktion massiv unterstützen und damit sehr effektiv gegen Erschöpfung, Antriebslosigkeit und einen Verlust der Libido helfen.

Roter Ginseng
Die speziellen Inhaltsstoffe dieser alten Heilpflanze, die Ginsenoside, unterstützen das Immunsystem, stabilisieren den Blutzuckerspiegel und fördern einen nachhaltigen Energiehaushalt des Körpers. Zusammen bilden Ashwagandha, Maca und roter Ginseng eine perfekte Kombination, um die Energiemobilisierung durch Guarana mit Mikronährstoffen so zu unterstützen, dass Körper und Geist auch langfristig mehr Energie zur Verfügung haben und Erschöpfungszustände besser vermieden werden. Weitere Zutaten wie Vitamin B_6, Vitamin B_{12} und Mineralstoffe runden diesen Effekt ab.

Psyche – Hormone

Neben einer nachhaltig gesunden Energieaktivierung ist eine gute Erholung für Körper und Geist eine ganz wichtige Säule unseres Wohlbefindens und leider eine, die im Leben vieler Menschen nicht gerade sehr stabil ist. Der niedrigschwellige Stress des modernen Lebens und die vielfältigen Belastungen mit Umweltgiften schränken die Erholungsfähigkeit des Hormon- und Nervensystems oft erheblich ein. *Psyche – Hormone* bietet diesbezüglich kraftvolle Unterstützung. Es besteht aus:

Passionsblume
Die Passiflora incarnata, so ihr lateinischer Name, enthält Flavonoide, Protocatechusäure und ätherische Öle, die ausgleichend auf das Nervensystem wirken. In der Naturheilkunde wird Passiflora bei Schlafstörungen, Erschöpfungszuständen und zur Linderung der Symptome beim Drogenentzug oder Absetzen von starken Medikamenten verabreicht. Neuerdings wird Passionsblume auch vermehrt dazu verwendet, die Auswirkungen

des allgegenwärtigen Plastiks auf unseren Hormonhaushalt zu reduzieren. Der Kontakt mit Stoffen, die aus Plastik diffundieren, veranlasst den Körper zur Bildung von Aromatase, einem Enzym, das zu einer Östrogendominanz führt. Chrysin, ein Flavonoid der Passionsblume, ist ein natürlicher Aromatasehemmer und daher in Zeiten des allgegenwärtigen Plastiks ein Segen für den menschlichen Körper.

Hopfen

Mit Humulon und Lupulon enthält Hopfen zwei Substanzen, die dem Körper helfen können, zur Ruhe zu kommen. Elektrosmog und mentale Reizüberflutung irritieren bei vielen Menschen die Nervenfunktionen und Hormonproduktion. Es kommt zu einer permanent erhöhten Energiebereitstellung, als Folge werden die Rhythmen von Aktivität und echter Entspannung gestört. Auch wenn der Mensch entspannen will, gelingt ihm das nicht. Die Inhaltsstoffe des Hopfens setzen hier wirksam an, weil sie dem Körper die Botschaft vermitteln, dass er nun wirklich zur Ruhe kommen kann.

Griffonia

Die afrikanische Schwarzbohne enthält 5-HTP, ein Derivat der Aminosäure Tryptophan, die der Körper als Vorstufe für die Produktion von Serotonin benötigt. Solange wir uns wach fühlen, ist Serotonin wichtig, um die Wirkungen von Stresshormonen auf unser Nervensystem auszugleichen. Bei einer guten Serotoninproduktion können uns Adrenalin und Co. aktivieren, ohne dass wir uns übermäßig gestresst fühlen. Bei einem Serotoninmangel geht diese Aktivierung mit starker innerer Unruhe einher. Wenn wir müde werden, wird Serotonin in das Schlafhormon Melatonin umgewandelt, das eine essenzielle Rolle für einen erholsamen Schlaf spielt.

Eine ausreichende Serotoninproduktion ist somit Tag und Nacht wichtig für unser Wohlbefinden. Der weit verbreitete Melatoninmangel in der Nacht wird seit Jahren in der Medizin thematisiert und Melatoningaben sind sehr hilfreich, um die Schlafqualität zu verbessern. Doch wenn fertige Hormone verabreicht werden, wird der Körper noch ineffektiver, sie selbst zu produzieren. Mit 5-HTP erhält der Körper die richtige Unterstützung, die er für eine stabile Produktion an Serotonin und Melatonin braucht.

B-Vitamine aus Quinoa

Zusätzliche B-Vitamine sind für die Mitochondrien sehr wichtig, da sie durch mentale Beanspruchung und emotionalen Stress leicht erschöpft werden.

Psyche – Hormone kann tagsüber und vor dem Schlafen eingesetzt werden. Bei innerer Unruhe am Tag unterstützt *Psyche – Hormone* das innere Gleichgewicht, sodass Leistungsanforderungen und Stresssituation nicht zu einem ausgebrannten, erschöpften Zustand führen. Abends vor dem Schlafen unterstützt es die Produktion von Melatonin, sodass der Schlaf wirklich erholsam ist und genutzt werden kann, um mentale und emotionale Eindrücke des Tages zu verarbeiten.

Muskeln, Knochen, Bindegewebe

Unser gesamter Bewegungsapparat aus Knochen, Faszien, Muskeln, Sehnen, Bändern, Gelenken benötigt reichlich hochwertige Nahrung, um sich immer wieder zu regenerieren. In zivilisierten Gesellschaften wird angenommen, dass Alter an sich zu einem Verschleiß des Bewegungsapparats führt, der mit Schmerzen, Bewegungseinschränkungen und Krankheiten wie Arthrose oder

Osteoporose einhergeht. Dabei haben solche Verschleißerscheinungen sehr viel mehr mit schlechten Bewegungsgewohnheiten und einem Mangel an Mikronährstoffen zu tun als mit dem Alter an sich. Viele gesunde Bevölkerungsgruppen auf der Welt erhalten sich einen geschmeidigen, kraftvollen Körper bis ins hohe Alter. Ihre Ernährungsweise weist, bei allen individuellen Unterschieden einige Gemeinsamkeiten auf, die in diesem Produkt berücksichtigt wurden. Es besteht aus folgenden Zutaten:

MSM – Methylsulfonylmethan

Diese Form von organischem Schwefel ist ein wesentlicher Bestandteil des menschlichen Bindegewebes. Nutzen wir Leitungswasser zum Bewässern im Obst- und Gemüseanbau, enthalten sie kein MSM und da viele unserer modernen Lebensmittel aus dem Gewächshaus oder aus bewässerten Plantagen stammen, nehmen wir nicht mehr genug MSM mit der Nahrung zu uns. Ein Mangel an MSM wird auch mit einer erhöhten Schmerzempfindlichkeit des Bewegungsapparats in Verbindung gebracht.

Schachtelhalm

Schachtelhalm ist die konzentrierteste Quelle an natürlichem Silizium. Bereits um 1910 entdeckte der Pharmakologe Hugo Schulz, dass jedes menschliche Gewebe Silizium enthält und sich die Siliziumkonzentration dort erhöht, wo geschädigtes Gewebe regeneriert wird. Lange Zeit wurde Silizium als Mikronährstoff unterschätzt, doch es könnte eines der wichtigsten Spurenelemente für unsere Gesundheit überhaupt sein. Natürliches Silizium aus Schachtelhalm sorgt für starke Knochen, ein elastisches und stabiles Bindegewebe und generell einen gesunden Bewegungsapparat.

Bromelain und Papain

Diese beiden Enzyme aus Ananas und Papaya werden seit langer Zeit erfolgreich eingesetzt, um Sportverletzungen und Entzündungen am Bewegungsapparat schneller abklingen zu lassen. Sie helfen auch dabei, unvollständig abgebaute Proteine, die eine erhebliche Belastung des Stoffwechsels darstellen können, zu entsorgen.

OPC

Seine starke antioxidative Wirkung bewahrt Faszien, Muskeln, Sehnen und Gelenke vor Schädigungen durch freie Radikale, die durch starke Beanspruchung wie beim Sport vermehrt auftreten. Bewegung ist gesund, aber auf nachhaltige Weise nur dann, wenn ausreichend Antioxidantien zur Verfügung stehen. Gesunde Völker zeichnen sich immer durch eine körperlich aktive Lebensweise und eine Ernährung mit hoher Konzentration an Antioxidantien aus, sodass Bewegung ihren Nutzen entfalten kann, ohne zu Schädigungen zu führen.

Acerola-Extrakt

Acerola ist eine der besten Quellen für stabiles Vitamin C. In Bezug auf den Bewegungsapparat ist Vitamin C besonders wichtig für die Bildung von Collagen, dem Protein, aus dem große Teile des Bindegewebes bestehen.

Zink

Als Mineralstoff ist Zink im menschlichen Körper ein wahrer Alleskönner und an Mitochondrien-Funktionen ebenso beteiligt wie an Hunderten von enzymatischen Reaktionen. Zink spielt eine wesentliche Rolle für die Regeneration von Muskelgewebe und den Erhalt von Muskelmasse.

Kupfer, Mangan, Selen

Diese drei Spurenelemente werden für den Energiestoffwechsel in den Mitochondrien benötigt. Sie sind für effektive Muskelarbeit unerlässlich und kommen in der modernen Ernährung in zu geringen Mengen vor. Dadurch kann muskuläre Tätigkeit schneller zu Erschöpfung und zur übermäßigen Produktion von freien Radikalen führen. Eine ausreichende Versorgung mit Kupfer, Mangan und Selen rundet die Wirkungen der übrigen Zutaten perfekt ab, sodass sowohl die strukturellen Komponenten des Bewegungsapparats, wie Knochen, Bindegewebe, Collagen, Sehnen etc., als auch die Mitochondrien der Muskeln gut versorgt sind.

Diese Nahrungsergänzung ist für alle Menschen empfehlenswert, die ein körperlich aktives Leben bis ins hohe Alter führen wollen. Es ermöglicht eine Versorgung des Bewegungsapparats, wie sie gesunde Völker unter natürlichen Lebensbedingungen haben.

Wirkungen der Nahrungsergänzungen		
Produkt	**Wirkungen allgemein**	**Wirkungen auf die Mitochondrien**
Mitochondrien	Versorgung mit Mikronährstoffen für alle wesentlichen Körperfunktionen	Schutz vor freien Radikalen, Umweltgiften, Verkalkung
	entzündungshemmend	verbesserter Nährstofftransport in die Mitochondrien
	Schutz vor freien Radikalen	verbesserte Neubildung von Mitochondrien
Darm – Immunsystem	Entgiftung des Darms	Schutz vor Toxinen aus dem Darm
	Förderung einer gesunden Darmflora, einer gesunden Darmschleimhaut und der Serotonin-Produktion	niedrigeres Stress-Level und weniger Überlastung
	Abbau von Entzündungen im Darm	
Gehirn – Nervensystem	gesunde Aktivierung des Nervensystems	Erhöhung der Energiebereitstellung ohne Überlastung
	Vermeidung von Energielöchern durch Mikronährstoffmangel	Ausgleich zwischen erhöhter Energiebereitstellung und Regeneration
	Aufbau gesunder Myelinschichten der Neuronen	

Wirkungen der Nahrungsergänzungen		
Produkt	**Wirkungen allgemein**	**Wirkungen auf die Mitochondrien**
Psyche – Hormone	Regeneration des Nervensystems	Reduktion von Überlastung
	Abbau von Stresshormonen und Aromatase	verbesserte Regeneration
	verbesserte Melatonin-Produktion	verbesserte Neubildung von Mitochondrien
Muskeln, Knochen, Bindegewebe	Regeneration von Faszien, Knorpelgewebe, Sehnen	besserer Elektronentransport und dadurch effizientere Energieerzeugung
	Abbau von entzündungsfördernden Proteinen im Bindegewebe	bessere Enzymtätigkeit
	Abbau von Substanzen, die durch körperliche Tätigkeit entstanden sind und zu Ermüdung führen	Reduktion von Stoffwechselabfall
	Schutz vor freien Radikalen	Schutz vor freien Radikalen

Anhang 2

Lebensenergie steigern und schützen

„Leben ist der Prozess, bei dem ein Organismus permanent Ordnung aus der Umgebung aufnimmt."

Erwin Schrödinger, Physik-Nobelpreisträger

Die Aussage von Erwin Schrödinger kann eine gute Orientierungshilfe sein für Menschen, die Lebensenergie kultivieren wollen. Unser Organismus steht in permanenter Wechselwirkung mit Kräften und Einflüssen aus der Umgebung, die entweder ordnend, harmonisierend und stärkend auf uns einwirken oder aber Unordnung und Schwächung bewirken.

Eine aktive Kultivierung von Lebensenergie bedeutet im Wesentlichen, dass wir lernen, die auf uns einwirkenden Kräfte harmonisch zu nutzen. In manchen Fällen mag es wichtig sein, bestimmte Einflüsse zu reduzieren oder zu meiden. Minderwertige Nahrung, signifikante radioaktive Belastungen, Dauerlärm sind nur ein paar Beispiele aus der Umwelt, die nicht zu einem ordnenden Einfluss im Sinne Schrödingers werden können.

Es gibt jedoch auch Einflüsse, die an sich positiv für unsere Lebensenergie und Gesundheit sind, aber ihren Wert nur entfalten, wenn wir ihre ordnende Wirkung auch assimilieren können. Vermindert sich unsere Fähigkeit, ordnende Einflüsse gut zu verwerten, können dieselben Einflüsse sogar schädlich werden. Zwei Beispiele für dieses Prinzip finden wir bei der Atmung und der Schwerkraft.

Atmung ist offensichtlich lebensnotwendig und ein sehr gutes Beispiel für die Aufnahme von Ordnung aus der Umwelt. Atmung ist auch die einzige Körperfunktion, die normalerweise autonom abläuft, die wir aber auch bewusst steuern können. Deshalb nutzen Yoga, Körperpsychotherapie und viele andere Systeme den Atem als Brücke zwischen dem Alltagsbewusstsein und den tieferen Ebenen der Psyche. Durch ungünstige Atemmuster jedoch wird der Körper schlechter mit Sauerstoff versorgt und die Produktion von freien Radikalen steigt an. So wird aus dieser lebensspendenden Funktion des Körpers ein Faktor, der Degeneration beschleunigen kann.

Schwerkraft ist nicht nur notwendig, damit wir nicht von der Erde abheben, sondern auch für den Erhalt unserer Knochendichte, Muskelmasse und Organgesundheit. Die Erkenntnisse der Weltraummedizin über die degenerativen Auswirkungen längerer Aufenthalte in Schwerelosigkeit haben dies deutlich aufgezeigt. Aber auch eine schlechte Körperhaltung und eine zu große Muskelanspannung beim Stehen, Gehen und bei Alltagstätigkeiten führen dazu, dass Schwerkraft unseren Körper schneller altern lässt, Organe nachteilig beeinflusst und Vitalität und Lebensqualität einschränkt. Wenn Schwerkraft frei durch unseren Körper fallen kann, wirkt sie zentrierend, erdend, harmonisierend. Setzen wir der Schwerkraft aber unnötig Widerstand entgegen, werden Bewegungsapparat und Organe durch dieselbe Kraft erheblich in Mitleidenschaft gezogen.

Atmung und Körperstruktur als Basis für innere Kraft

Lebensenergie aktiv zu kultivieren, um so Vitalität und Lebensfreude zu stärken und im Alter zu erhalten, war die Absicht hinter vielen hervorragend wirksamen Methoden wie Yoga, Qigong, Neigong und innerer Kampfkunst. Praktisch alle diese Methoden beruhen auf einer Schulung der Atmung und der Körperhaltung. Langfristig solche Methoden zu praktizieren, kann erstaunliche Potenziale des Körpers zum Vorschein bringen. Ich habe in China zum Beispiel Taiji-Meister erlebt, die mit vielleicht 50 Kilogramm Körpergewicht sich so fest in der Erde verwurzeln konnten, dass junge Muskelmänner nicht imstande waren, sie vom Fleck zu bewegen. Nun ist das die Demonstration einer Fähigkeit, die man nicht unbedingt im Alltag braucht, aber sie weist darauf hin, welche Möglichkeiten in innerer Kraft stecken. Manche dieser Meister waren über 90 Jahre alt, einige sogar über 100 Jahre. Sie sahen alt aus, mit Runzeln und Falten, aber gleichzeitig hatten sie eine unglaubliche Geschmeidigkeit und entspannte Kraft, das volle Spektrum an Beweglichkeit und einen klaren Geist. Kultivierte innere Kraft macht uns nicht unsterblich und lässt uns nicht ewig wie Dreißigjährige aussehen, aber im Gegensatz zur äußeren Kraft nimmt sie im Alter zu, nicht ab.

Die Schulung von Atem und Körperstruktur war immer die Basis, die diese alten Meister für sich genutzt haben. Sie entwickelten dadurch Fähigkeiten, die nichts Mystisches an sich haben, sondern logisch erklärbare Folgen einer erhöhten Intelligenz des Körpers sind.

Die Quintessenz der besten Methoden

Traditionelle Systeme zur Schulung von Lebensenergie oder innerer Kraft entstanden natürlich in einem bestimmten kulturellen Kontext. Viele der bei uns populären Methoden stammen aus asiatischen Kulturen, die sich in einem wesentlichen Punkt von unserer modernen westlichen Gesellschaft unterschieden: Menschen führten dort entweder ein „normales" Leben mit den üblichen Aufgaben, die Beruf, Familie und Gesellschaft mit sich brachten, oder sie widmeten sich vollständig dem Erlernen von Kampfkunst, Qigong, Yoga etc. Sie lebten bei ihren Lehrern und reduzierten alle anderen Aktivitäten, um sich ganz den vorgeschriebenen Übungen widmen zu können.

Taiji wurde im 19. Jahrhundert populär durch verschiedene Meister, die über Jahre hinweg acht Stunden täglich geübt hatten, um ihre legendären Fähigkeiten zu entwickeln. Einer meiner eigenen frühen Lehrer war ein Amerikaner, der sieben Jahre lang acht bis zehn Stunden am Tag übte und in seinem Auto schlief, weil er sich die Miete für eine Wohnung nicht leisten konnte – wann hätte er auch arbeiten sollen, um Geld zu verdienen? Doch eben dieser Lehrer stellte irgendwann fest, dass ein solcher Zeitaufwand gar nicht notwendig ist, wenn man die Methoden des Taiji und Qigong besser systematisiert, Wesentliches von Beiwerk trennt und den Schülern von Anfang an erklärt, worauf es wirklich ankommt.

In unserer modernen westlichen Welt wollen viele Menschen ihre Lebensenergie aktiv kultivieren und besuchen dafür entsprechende Kurse. Um den besten Nutzen daraus zu ziehen, ist es sehr hilfreich, einerseits den alten Traditionen mit Wertschätzung zu begegnen und gleichzeitig die Bedürfnisse des modernen Menschen zu beachten. Deshalb war es mir ein wichtiges Anliegen, Methoden zur Kultivierung von Lebensenergie so auf das wirklich Wesentliche zu beschränken, dass es auch vielbeschäftigten modernen Menschen möglich ist, ihren maximalen Wert zu erfahren. Um diese Methoden in einer fruchtbaren Synergie mit wichtigem Wissen über Ernährung kennenzulernen, gibt es zwei Seminarformate:

Ernährung und Lebensenergie

In diesem Kurs werden grundlegende Methoden der Kultivierung von Lebensenergie unterrichtet, die mit wenig zeitlichem Aufwand die Atmung und die Körperstruktur effizienter machen. Zu den Inhalten und Übungen gehören

- Erspüren und Lösen von Blockaden in der Atmung;
- Verbesserung der Sauerstoffnutzung;
- Atmung als Brücke zu innerer Stille.

Zum Thema Ernährung gibt es viele wertvolle Hintergrundinformationen und praktische Anregungen:

- Wie erkenne ich, welche körperlichen, sinnlichen und sozialen Bedürfnisse ich mit Essen verbinde?
- Wie gestalte ich meine Ernährung so, dass sie meinen Bedürfnissen entspricht?

Die Leiter für den Kurs „Ernährung und Lebensenergie" sind umfassend in der Kultivierung von Lebensenergie geschult und geübt. Sie bieten den Kurs als Wochenendseminar, als fortlaufenden Unterricht oder als Einzelcoaching an. Eine Liste der qualifizierten Kursleiter finden Sie auf:

http://www.befreite-ernaehrung.de/index.php/beraterliste-2/

Ausbildung zum Berater für Bioelektrische Gesundheit

Der etwas ungewöhnliche Name dieser Ausbildung weist auf die elektrische Natur der Lebensenergie hin: Freie Elektronen sind Träger der Lebensenergie in unserem Körper. In dieser Ausbildung wird ein entscheidendes Element vermittelt, das der Kultivierung von Lebensenergie erheblich mehr Potenzial verleiht: die Verdichtung von Energie. Im der Traditionellen Chinesischen Medizin wird Lebensenergie in drei Ebenen eingeteilt, die als die drei Juwelen bezeichnet werden: Jing, Qi und Shen.

Jing ist eine Art Rohmasse von undifferenzierter Lebensenergie. Jing ist vergleichbar mit den Stammzellen des Körpers, Zellen also, aus denen jede beliebige Körperzelle mit spezifischen Funktionen werden kann.

Qi ist das, was fast immer mit dem Begriff der Lebensenergie in ganzheitlichen Systemen und Heilverfahren gemeint ist. Qi umfasst den Elektronenfluss in den Meridianen, wie sie in der Akupunktur beschrieben werden, die emotionale Energie, die mit Organen und verschiedenen Gefühlserlebnissen in Verbindung steht, sowie das Immunsystem.

Shen ist feinere, mehr in den geistigen Ebenen angesiedelte Lebensenergie. Sie umfasst u.a. Intuition, die „Stimme des Herzens", den Zugang zu innerer Stille und Kreativität.

In dem Modell der drei Juwelen spiegelt sich die menschliche Entwicklung wider. Unser Leben entsteht aus Jing, das sich in Qi und Shen umwandelt. Samen- und Eizelle sind pures Jing, unbändig kraftvolles, aber noch undifferenziertes Leben. Nach der Befruchtung ist die Zygote ein schnell wachsender Zellhaufen, geladen mit purer Lebensenergie, aber ohne differenzierte

Körperteile, Organe oder spezifische Funktionen. In der Embryonalentwicklung wandelt sich dann Jing mehr und mehr zu Qi, es bilden sich differenzierte Gewebe mit spezifischen Funktionen, bis bei der Geburt ein lebensfähiger kleiner Mensch da ist.

Im Laufe der Entwicklung vom Baby zum Kleinkind beginnt die Umwandlung von Qi zu Shen, die Sprache entwickelt sich und kognitive Fähigkeiten ergänzen die körperliche und emotionale Erlebniswelt des kleinen Menschen.

Nicht ganz dicht? Jing hilft!

Nun gibt es in der Beschreibung der drei Juwelen häufig die Aussage, dass man mit einem gewissen Quantum an Jing geboren wird, das dann im Laufe des Lebens immer weiter abnimmt. Die meisten TCM-Ärzte würden diese Sicht vertreten, und ähnliche Ideen gibt es in anderen traditionellen Medizinsystemen. Doch zum Glück ... *stimmt das nicht!*

Jing, die Vorstufe der beiden feineren, differenzierteren Ebenen von Lebensenergie kann kultiviert, vermehrt, gestärkt werden, indem Qi zu Jing *verdichtet* wird. Dies ist keine angeborene, es ist eine erworbene Fähigkeit. Sie beruht auf einer intelligent ausgeführten Praxis mit dem Körper, der Atmung und der inneren Haltung.

Menschen, die mit schwacher Konstitution und fragiler Gesundheit geboren wurden, können so ihre grundlegende körperliche Basis für Lebensenergie erneuern. Wer in der genetischen Lotterie mehr Glück hatte, kann mit Jing-Kultivierung die Lebensqualität generell erhöhen und dafür sorgen, dass die gute Gesundheit noch widerstandsfähiger gegen äußere Einflüsse wird.

Jing zu verdichten ist ein unvergleichlicher Schlüssel für die Gestaltung eines Lebens mit frei fließender Lebensenergie. Ein

Taiji-Lehrer, der mich in Methoden zur Jing-Kultivierung einführte, sagte einmal in seiner speziellen Art: „Die Leute reden immer davon, ihre Energie in Harmonie und ins Fließen bringen zu wollen. Welche Energie meinen sie denn, die meisten sind doch halb tot!“ Nun, der gute Mann hatte zwar eine etwas ruppige Art, aber in der Sache nicht unrecht: Wenn Menschen ihre Meridiane, ihre verschiedenen Energiezentren, ihre Kreativität, den Fluss von Lebensenergie in Harmonie bringen wollen, hängt es von Jing ab, wie viel Energie überhaupt zur Verfügung steht. Schwaches Jing = schwaches Qi, auch wenn ich Qi in ein angenehmes Fließen bringe.

Die Ausbildung, die ich pro Jahr einmal anbiete, ermöglicht es jedem Menschen, Jing gezielt zu stärken. Das Leben an sich wird dann auf einer ganz anderen körperlichen Basis erlebt, mit einer besseren Erdung, inneren Kraft und Regenerationsfähigkeit. Andere gute Methoden, die der Harmonisierung der Lebensenergie dienen, werden auf dieser Basis fruchtbarer und wirksamer, weil mehr da ist, was in Harmonie gebracht werden kann.

Informationen zu dieser Ausbildung finden sie hier:

http://www.befreite-ernaehrung.de/index.php/ausbildung/

Anhang 3

Mögliche Störungen der Lebensenergie beheben

Wenn wir unsere Lebensenergie im Allgemeinen und unsere Mitochondrien im Besonderen mit einer vitalen Ernährung, hochwertiger Nahrungsergänzung und wirksamen Übungen stärken, schaffen wir die besten Voraussetzungen für exzellente Gesundheit und Lebensfreude. Es gibt aber manchmal hartnäckige Störungen der Lebensenergie, gegen die selbst eine wirklich gesunde Lebensweise nicht ankommt. Ganze Bücher könnten zu diesem Thema gefüllt werden und wurden auch schon gefüllt. Im Folgenden werden deshalb nur einige wenige Themen angesprochen, die besonders wichtig sind und für die es praktikable Lösungsansätze gibt.

Das Kopfgelenk und der Stress im Nacken

Schon in der griechischen Mythologie musste Atlas die Weltkugel auf seinen Schultern tragen – als Strafe für seine Rebellion gegen die Götter. Den ersten Halswirbel hat dann die medizinische Nomenklatur Atlas getauft, vielleicht Im Hinblick auf das Gefühl von schwerer Last, das so viele Menschen im Nacken empfinden. In den vergangenen 20 Jahren hat der Bereich des Kopfgelenks und des Atlaswirbels zunehmend Aufmerksamkeit erfahren und verschiedene Therapieformen sind entstanden, die strukturelle Fehlstellungen in diesem Bereich korrigieren sollen. Viele dieser Methoden können Menschen enorme Erleichterung verschaffen. Ich habe im Laufe der Jahre erlebt, wie Menschen, die an den Folgen eines schweren Schleudertraumas litten, durch eine einzige korrektive Behandlung massive Besserung erfuhren. Sehr häufig wirken solche Behandlungen auch bei Tinnitus und Nackenverspannungen.

Chronische Verspannungen im Nackenbereich sind eine der häufigsten Störungen im Fluss der Lebensenergie. Für Mitochondrien bedeuten chronische Verspannungen Stress, weil sie in den betroffenen Bereichen permanent mehr Energie bereitstellen müssen. Für die Körperhaltung und die Beziehung des Körpers zur Schwerkraft sind Nackenverspannungen ausgesprochen nachteilig.

Wenn ich anspruchsvolle Bewegungsmethoden aus dem Qigong und anderen Systemen unterrichte, kann ich oft sehen, dass Kursteilnehmer, die eine solche korrektive Behandlung erfahren haben, mehr Körpergefühl und eine bessere Fähigkeit, Bewegungen zu erspüren, besitzen.

Da korrektive Behandlungen sehr wenig Aufwand bedeuten und oft sehr effektiv sind, lohnen sie sich wirklich. Nun gibt es verschiedene Methoden zur Korrektur des Kopfgelenks oder des Atlas, deren Gründer und Vertreter manchmal in erheblicher Konkurrenz zueinander stehen. Es kommt vor, dass Vertreter einer Methode nur ihre eigene gelten lassen und jede Alternative als Scharlatanerie abtun, was der Sache natürlich nicht dient. Meine Empfehlung ist daher: Verschaffen Sie sich einen Überblick und entscheiden Sie dann intuitiv, welche Methode für Sie selbst passt.

Drei verschiedene Methoden, von denen ich jeweils eine große Anzahl sehr erfolgreicher Behandlungsfälle kenne, sind die folgenden:

Atlasprofilax, *www.atlasprofilax.de*

Atlasprofilax war die erste Methode zur Korrektur des Atlas, die weite Verbreitung fand. Sie besteht aus einer einzigen korrektiven Behandlung plus einer Nachbehandlung. Kritik an der Atlasprofilax kam manchmal auf, weil die theoretischen und anatomischen Grundlagen dieser Methode Fachleute oft nicht überzeugt haben. In der Praxis hat die Atlasprofilax aber große Erfolge aufzuweisen.

Atlantotec, *www.atlantotec.de*

Eine ebenfalls effektive Methode, bei der eine einmalige Korrektur genügt. Ich kenne, ebenso wie bei der Atlasprofilax, zahlreiche Fälle, in denen die Atlantotec-Behandlung Menschen enorme Besserungen bei einer Vielzahl von Problemen gebracht hat.

Kopfgelenktherapie nach Picard, *www.kopfgelenktherapie.de*

Sie beruht auf einer anderen theoretischen Grundlage als die oben vorgestellten Methoden. Picard sieht die Ursache für die Asymmetrie und die daraus folgenden Verspannungen des Nackens in einer Asymmetrie des Digastricus-Muskels. Durch zahlreiche Vermessungen an Schädeln hat er eine beeindruckende Fülle an Indizien für seine Theorie geschaffen. Die Kopfgelenktherapie nach Picard geht, im Gegensatz zu den meisten Atlastherapien davon aus, dass die durch eine Korrektur gewonnen Symmetrie bei den meisten Menschen irgendwann wieder verloren geht und bietet eine Möglichkeit, wie man sich dann selbst wieder in die Symmetrie bringen kann.

Ich kann aus Erfahrung alle drei Methoden empfehlen. Natürlich ist die Liste notwendigerweise unvollständig und sehr wahrscheinlich sind manche anderen Methoden zur Korrektur des Kopfgelenks ebenfalls hochwirksam, doch kann ich natürlich nur Dinge empfehlen, die ich auch gründlich überprüft habe.

Schmerzen müssen (meistens) nicht sein

Chronische Schmerzen sind eine der größten Belastungen für unser Wohlbefinden. Schmerzen versetzen Gehirn und Nervensystem in eine sich verselbstständigende Stressschleife. Dadurch entstehen vermehrt belastende Stoffwechselprodukte, die den Mitochondrien zusetzen. Abgesehen davon nagen Schmerzen an der Psyche und dem Lebenswillen. Schmerzmittel gehören zu den am meisten unterschätzten Gesundheitsrisiken. Bei dem beliebten Schmerzmittel Paracetamol gehen Experten davon aus, dass es heutzutage keine Zulassung bekommen würde, denn bereits die empfohlene Tagesdosis kann mit der Zeit zu schweren Leberschäden führen. Bei einer Verdoppelung der Dosis ist ein schmerzhafter Tod durch Leberversagen sehr wahrscheinlich. Schmerzmittel schaffen auch sehr häufig Abhängigkeiten und haben nachteilige Wirkungen auf die Wahrnehmung und das psychische Allgemeinbefinden.

Glücklicherweise gibt es hervorragende Schmerztherapien ohne jede Nebenwirkung. Wenn es um Schmerzen am Bewegungsapparat geht, ist die Liebscher-Bracht-Therapie besonders zuverlässig und schnell wirksam. Natürlich gibt es gute Resultate mit Chiropraktik, Osteopathie, Rolfing, Posturale Integration, den vielen verschiedenen Faszientherapien usw. Doch hier ist es wichtig, zwei Dinge zu unterscheiden:

- das ursprüngliche Problem, das den Schmerz ausgelöst hat;
- Faktoren, die den Schmerz dauerhaft am Leben halten.

Viele gute Heilverfahren richten sich vor allem auf den ersten Punkt, was natürlich Sinn macht, denn die ursprüngliche Ursache eines Problems zu beheben, sollte doch auch das Problem beheben. Doch in der Praxis ist das nicht immer so und auch nicht immer der schnellste Weg, um Schmerzen zu reduzieren. Ein Beispiel: Viele Menschen haben eine schwere Arthrose im Kniegelenk und leiden dadurch unter extreme Schmerzen und Bewegungseinschränkungen. Eine Arthrose zu heilen, dauert Zeit. Hierbei können zum Beispiel Osteopathie, Faszientherapien, eine hervorragende Ernährung, Nahrungsergänzung, Fasten und phytotherapeutische Maßnahmen sehr hilfreich sein. Aber in der Zwischenzeit ist es möglich, strukturelle Veränderungen, die durch die Arthrose ausgelöst wurden, zu beheben, sodass der starke Schmerz verschwindet. Hier ist die Liebscher-Bracht-Therapie außergewöhnlich effektiv. Selbst Krebspatienten, die sehr starke Schmerzen durch Metastasen in der Wirbelsäule haben und die vielleicht nicht mehr Heilung von ihrem Krebs erleben werden, können enorme Erleichterung erfahren.

Bei starken akuten und chronischen Schmerzen am Bewegungsapparat würde ich dazu raten, zwei bis vier Sitzungen der Liebscher-Bracht-Therapie in Anspruch zu nehmen und dann zu schauen, ob andere Therapieformen für die Behebung tiefer liegender Ursachen der Schmerzen sinnvoll sind. Natürlich macht es für Arthrose-Patienten Sinn, nun auch eine mögliche Heilung der Arthrose anzugehen. Aber mit Schmerzen am Bewegungsapparat durchs Leben zu gehen, mindert auch unsere Heilkräfte, und das muss nicht sein.

Informationen zur Liebscher-Bracht-Therapie finden Sie hier:

www.liebscher-bracht.com

Christian Dittrich-Opitz wandte sich bereits im Alter von 13 Jahren, durch eigene Gesundheitsprobleme motiviert, dem autodidaktischen Studium der Naturheilkunde und Ernährungslehre zu. Seit 1990 gibt er seine Erkenntnisse in Vorträgen, Seminaren und Publikationen weiter. Er ist der Begründer des ganzheitlichen Lernsystems „Lernen wie ein Genie“ und der „Befreiten Ernährung“, der Quintessenz seiner Forschung zum Thema „Ernährung“. Der Lehrer für Qigong und Kunlun Neigong leitet zudem international Seminare zu den Themen „Gesundheit“, „Ernährung“, „ganzheitliches Lernen“ und „Bewegung“.

www.befreite-ernaehrung.de

Stephanie Katharina Mehring erstellte die Rezepte für dieses Buch. Sie ist leidenschaftliche Forscherin, Tänzerin, Autorin, der weibliche Part des Projektes TAOTAO, Bewusstseins- und Ernährungscoach. Ihr Interesse gilt der individuellen, intuitiven Erforschung des Lebens und der authentischen, kreativen Entfaltung des menschlichen Potenzials. Vor sechs Jahren wurde sie von Christian Dittrich-Opitz zur Bioelektrischen Gesundheitsberaterin ausgebildet.

www.taotao.world

Die in diesem Buch erwähnten Produkte finden Sie unter:
www.oiaio.de

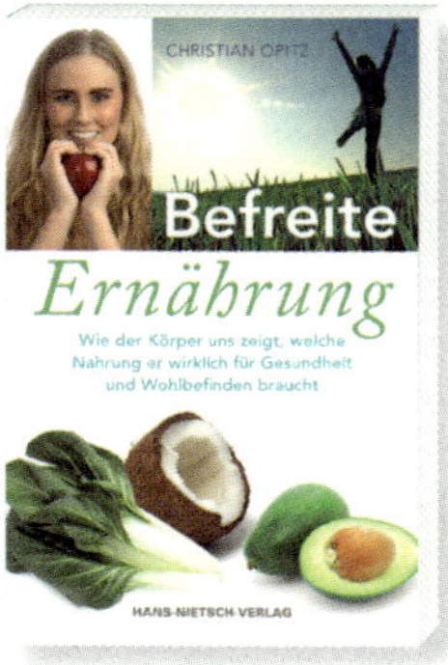

Christian Opitz

Befreite Ernährung

Wie der Körper uns zeigt, welche Nahrung er wirklich für Gesundheit und Wohlbefinden braucht

Broschur, 224 Seiten, 16,90 €
ISBN 978-3-939570-97-4

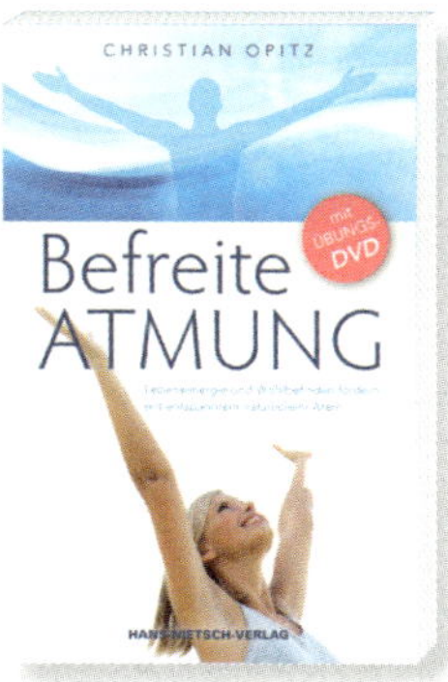

Christian Opitz

Befreite Atmung

Lebensenergie und Wohlbefinden fördern mit entspanntem, natürlichem Atem

Mit Übungs-DVD

Broschur, 128 Seiten, 19,90 €
ISBN 978-3-86264-200-7

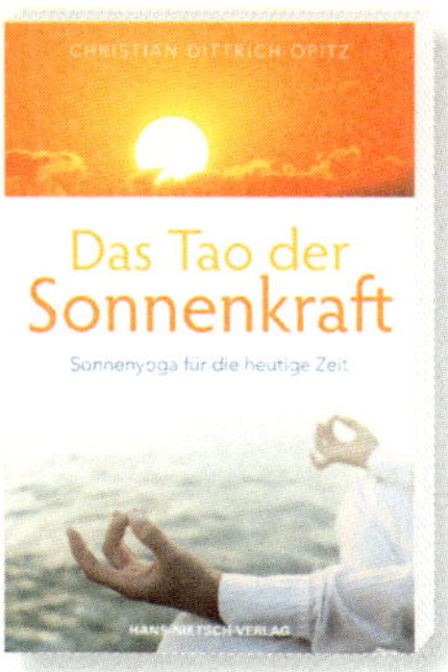

Christian Dittrich-Opitz

Das Tao der Sonnenkraft

Sonnenyoga für die heutige Zeit

Broschur, 133 Seiten, 14,90 €
ISBN 978-3-86264-227-4